Advertencia: este libro está dirigido a personas con buena salud física y psicológica que deseen perder peso y tonificar los músculos abdominales.

Antes de emprender cualquier reequilibrio dietético y/o reanudar cualquier actividad deportiva, es aconsejable consultar a un médico, especialmente en el caso de personas que sufran trastornos musculoesqueléticos, digestivos, hormonales o diabetes.

Toda persona que experimente un rápido aumento de peso debería someterse a un chequeo médico para descartar cualquier patología.

Copyright: Queda prohibida la reproducción total o parcial de este libro por cualquier procedimiento. Lo mismo se aplica a cualquier distribución, transformación, traducción o adaptación.
Cualquier infracción de los derechos de autor dará lugar a acciones legales de conformidad con las leyes de derechos de autor.
2023 JOGABOOKS - jogabooks@gmail.com

Crédito de imágenes: Freepik.com

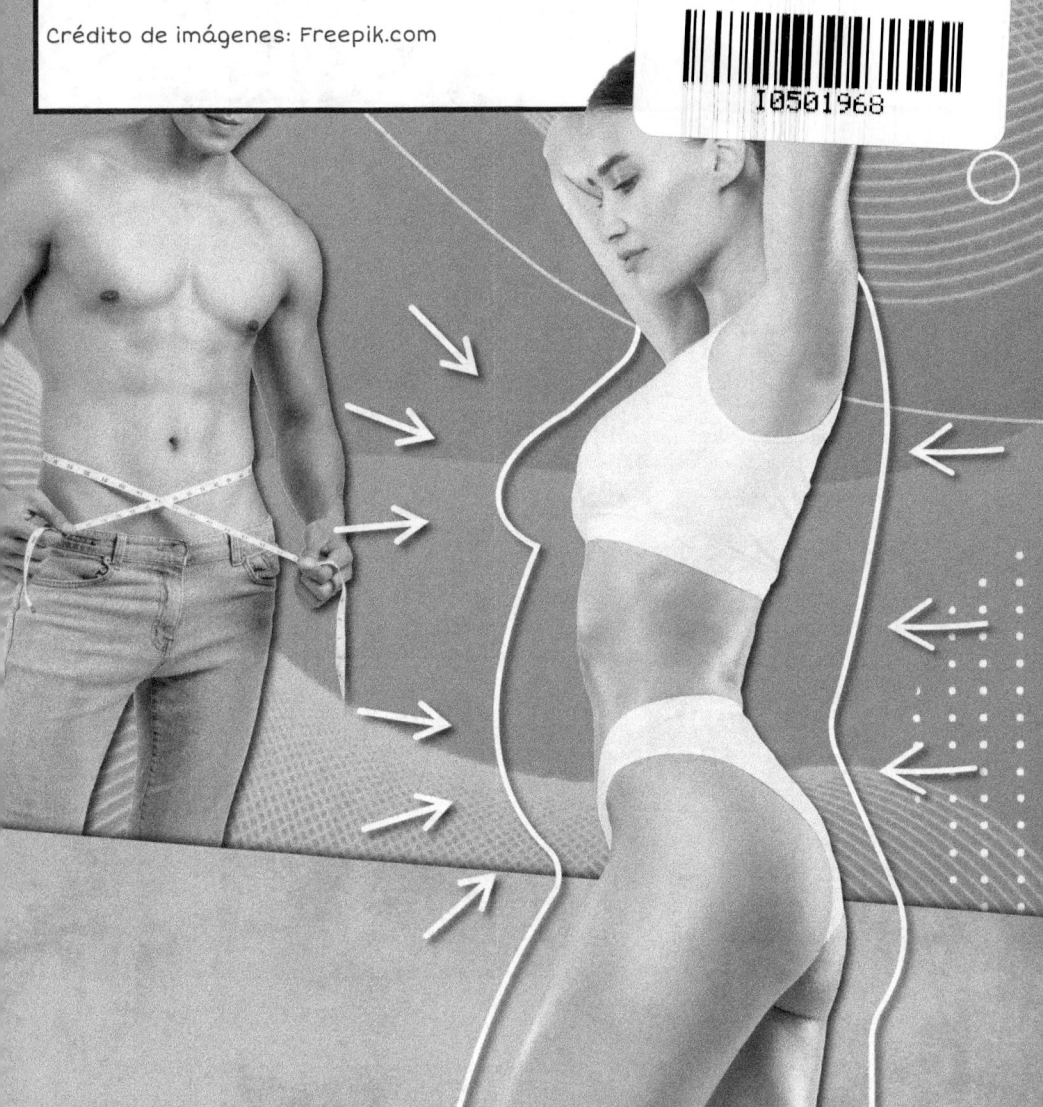

CONTENIDO

Introducción	4
PARTE 1. Lo que hay que saber	6
¿Qué es una barriga grande?	8
La grasa	10
Los riesgos del sobrepeso	14
Mitos sobre el sobrepeso	16
¿Cómo conseguir un vientre plano?	18
Encontrar la motivación	20
Índice de masa corporal	23
Tasa metabólica basal	24
Gasto energético total	25
PARTE 2. Alimentación	28
Contar con una buena alimentación	30
Nutrientes	32
Macronutrientes	34
Micronutrientes	38
Otros elementos	40
Calcular las calorías	42
Pesar los alimentos	47
Calidad de los alimentos	50
Déficit calórico	52
Proporción de macronutrientes	54
Las reglas importantes	58
¿Y si tengo hambre?	60
Las cheat meals	62

PARTE 3. Actividad física	64
Músculos abdominales	66
Postura de la espalda	68
Tonificar el vientre y la espalda	72
El transverso	74
Los oblicuos	76
El recto abdominal	78
Estiramiento de la espalda	79
La espalda	80
Ejemplo de una sesión	82
Quemar grasa	84
Lista de actividades deportivas	86
Un cuerpo sano	88
Fenómenos hormonales	89
El sueño	90
El estrés	92
Conclusión	94
APÉNDICE	96
Tablas de alimentos	98
Carnes	99
Embutidos	100
Pescados y mariscos	101
Feculentos	102
Verduras	103
Productos lácteos	104
Postres y pasteles	105
Frutas	106
Bebidas	107
Otros alimentos	108
Ingesta calórica diara	109

INTRODUCCIÓN

Muchas de nosotras soñamos con tener un vientre plano.

Todas queremos ir a la playa o a la piscina sin complejos, mirarnos al espejo con orgullo o simplemente poder llevar esos vaqueros (o ese vestido) que tan bien nos quedaban hace unos años.
En un momento u otro, probablemente nos hemos sentido avergonzados por la forma en que nos miran los demás.

No es sólo una cuestión de estética.

Nuestros complejos tienen un gran impacto en nuestra autoestima y confianza en nosotros mismos, y las repercusiones se dejan sentir en nuestra vida diaria.

Nuestra salud también se ve afectada, y no hay que pasar por alto los riesgos asociados al sobrepeso.

Quizá ya haya intentado perder un poco de peso, con resultados decepcionantes. ¿Es esto inevitable? Por supuesto que no.

Imaginemos por un momento que hemos alcanzado nuestro objetivo. Imaginemos que cada mañana nos levantamos sintiéndonos ligeros, tanto física como emocionalmente. Imaginemos que caminamos por la calle con confianza y seguridad en nosotros mismos. ¿No sería estupendo?

En realidad, y esta es una buena noticia, no es tan complicado como todo eso conseguir un vientre plano. Requiere algunos ajustes, un poco de acción, una buena dosis de motivación y perseverancia, pero probablemente sea menos sacrificado de lo que imaginamos.

A lo largo de este libro, le iremos explicando paso a paso todo lo que necesita saber y hacer para lograr su objetivo.

Y seamos claros desde el principio, no se trata de imponer una dieta estricta de frustración y privaciones, que estaría condenada al fracaso.
Al contrario, queremos que cada uno pueda llegar a ser autónomo, ajustando cada paso, cada consejo, a su propio estilo de vida y a sus imperativos cotidianos.

Lao Tzu dijo «Si le das un pez a un hombre, comerá durante un día. Si le enseñas a pescar, comerá toda la vida».

Cuando cerremos este libro, sabremos por qué nuestros estómagos no son tan planos como nos gustaría y entenderemos por qué tenemos algunas curvas mal colocadas.
Seamos hombres o mujeres, tengamos 20 o 50 años, podremos alcanzar nuestro objetivo y adoptar un estilo de vida más saludable.

Preparémonos para emprender juntos este viaje, para liberar nuestro cuerpo de complejos y mejorar nuestro bienestar.

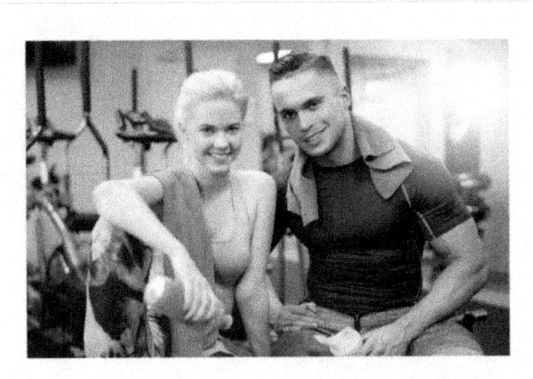

Emilie & Sacha

LO QUE HAY QUE SABER

¿Qué es una barriga grande? ¿Qué es la grasa y cómo se forma? ¿Cuáles son los riesgos del sobrepeso? ¿Cómo calculo mi IMC?

En esta primera parte, vamos a ampliar nuestros conocimientos y a hacer balance de nuestra situación inicial.

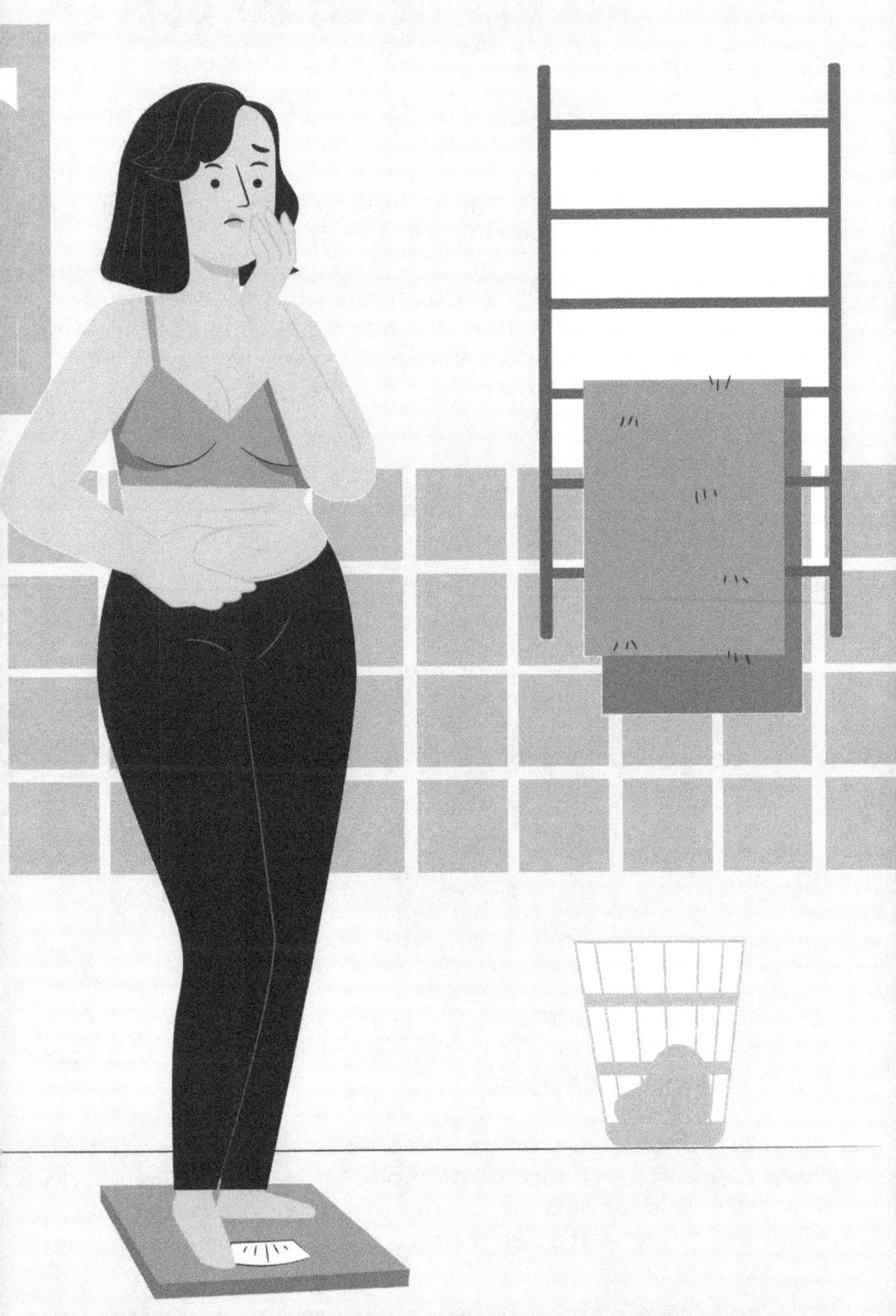

¿QUÉ ES UNA BARRIGA GRANDE?

El vientre, también conocido como cavidad abdominal, es la parte inferior del tronco.

Contiene los órganos digestivos (estómago, intestinos, hígado, páncreas), los riñones y el bazo.

Esta cavidad está limitada en la parte superior por el diafragma (que es una membrana musculotendinosa situada bajo la cavidad torácica) y en la parte inferior por la pelvis (también conocida como pelvis).

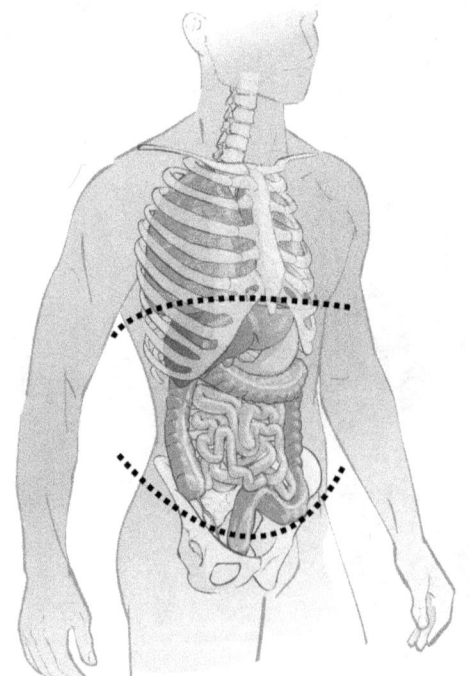

¿Tengo una barriga grande o no?
Tener una «barriga grande» significa tener una gran circunferencia abdominal.

En teoría, nuestro vientre debería ser plano o casi plano. Por supuesto, algunas personas, debido a su edad, morfología o constitución genética, tienden a tener un vientre ligeramente redondeado.

Existen normas y medidas médicas para definir la noción de «barriga grande» o distensión abdominal.

Sin embargo, estas mediciones no tienen en cuenta un aspecto fundamental: ¡nosotros!
¿Cómo nos sentimos cuando miramos nuestra barriga? ¿Nos gusta?

Si este libro está en nuestras manos, casi con toda seguridad es porque no estamos del todo a gusto con nuestro cuerpo. Quizá estemos influenciadas por los estándares estéticos de la sociedad. Quizá simplemente queremos tener buen aspecto. Quizá sea una cuestión de salud. Sea cual sea el motivo. Lo importante es que queramos cambiar. Si vemos que nuestro vientre es demasiado redondeado, hagamos algo al respecto.

Lo más frecuente es que el aumento del volumen de la cavidad abdominal se deba a una acumulación de masa grasa, pero también hay otros factores, como la relajación de los músculos abdominales y una mala postura (pelvis y espalda).

La acumulación de varios de estos factores no es infrecuente. Las personas con sobrepeso (incluso las que tienen un ligero sobrepeso) suelen tener los músculos abdominales más o menos relajados, lo que a su vez puede provocar problemas de postura.

Por último, nuestro estilo de vida (estrés, falta de sueño, etc.) puede provocar alteraciones hormonales que acentúen el aumento de peso.

Echemos un vistazo más de cerca al factor nº 1, la grasa.

LA GRASA

La grasa, también conocida como tejido adiposo o masa grasa, es un elemento importante para el buen funcionamiento de nuestro organismo y desempeña una serie de funciones.

Almacenamiento de energía: La grasa es una reserva de energía. En términos sencillos, cuando el organismo necesita energía, una señal hormonal libera ciertos elementos grasos (triglicéridos) que se descomponen en glicerol y ácidos grasos. Estos elementos se liberan a su vez en el torrente sanguíneo y se transportan a los tejidos (como los músculos, por ejemplo) para ser utilizados como combustible.
Se calcula que 100 gramos de masa grasa pueden producir unas 750 Kcal.
Aislamiento térmico: La grasa actúa como aislante térmico, lo que permite al organismo regular mejor su temperatura interna y resistir mejor las variaciones de las temperaturas externas.
Protección de órganos: La grasa que rodea ciertos órganos (corazón, riñones, hígado) proporciona protección en caso de choque.
Regulación hormonal: Ciertas células grasas participan en la producción de hormonas como el cortisol, la testosterona, el estrógeno y la progesterona.

Los tres tipos de grasa

Grasa blanca: Es la forma más común de grasa en nuestro cuerpo. Es principalmente subcutánea (bajo la piel) y está repartida por todo el cuerpo, en cantidades variables.
Por lo general, y sobre todo en caso de exceso, se encuentra principalmente en el abdomen, las caderas, los muslos, las nalgas y la parte baja de la espalda. La grasa blanca sirve esencialmente para almacenar energía y producir hormonas.

Grasa parda: Mucho menos frecuente que la grasa blanca, la grasa parda se encuentra principalmente en el cuello y los hombros. Su función es esencialmente térmica.
Este tipo de grasa es más frecuente en los bebés.

Grasa beige: También existe otro tipo de tejido adiposo, denominado grasa beige.
Descubierta recientemente, esta grasa es el resultado de la transformación de la grasa blanca bajo el efecto de un estímulo externo, en particular la exposición al frío. La grasa beige tiene propiedades similares a las de la grasa parda, por lo que interviene en la regulación térmica.

Porcentaje de grasa corporal

La grasa corporal normal (es decir, el porcentaje de tejido adiposo presente en el cuerpo) varía principalmente en función del sexo y la edad.

Para un hombre, el porcentaje normal de grasa corporal se sitúa entre el 10 y el 25%.
Para las mujeres, el nivel normal de masa grasa se sitúa entre el 20 y el 35%.

Los niveles de grasa corporal son naturalmente más elevados en las mujeres. Esto se debe en particular a la mayor necesidad de regulación hormonal (para el ciclo menstrual, por ejemplo), así como para compensar cualquier necesidad durante el embarazo.

Un porcentaje de grasa corporal de entre el 25 y el 30% para los hombres y de entre el 35 y el 40% para las mujeres es un indicador de sobrepeso.

Un porcentaje de grasa corporal superior al 30% para los hombres y al 40% para las mujeres es un indicador de obesidad.

La grasa abdominal

La grasa abdominal es única en el sentido de que puede encontrarse tanto bajo la piel (grasa subcutánea) como en la cavidad abdominal (grasa visceral).

La grasa subcutánea es fácil de identificar. Basta con pellizcar la piel del abdomen para palpar la masa grasa situada entre la piel y los músculos abdominales.

La grasa visceral es más difícil de estimar. Sólo los métodos médicos de diagnóstico por imagen (IRM, por ejemplo) pueden proporcionar resultados precisos.

Sin embargo, un perímetro de cintura elevado, sobre todo en relación con el perímetro de la cadera, es un signo a tener en cuenta. En general, un vientre muy redondeado indica una gran cantidad de grasa visceral.

Las básculas impedanciometro, que siguen siendo asequibles, ofrecen resultados relativamente precisos.

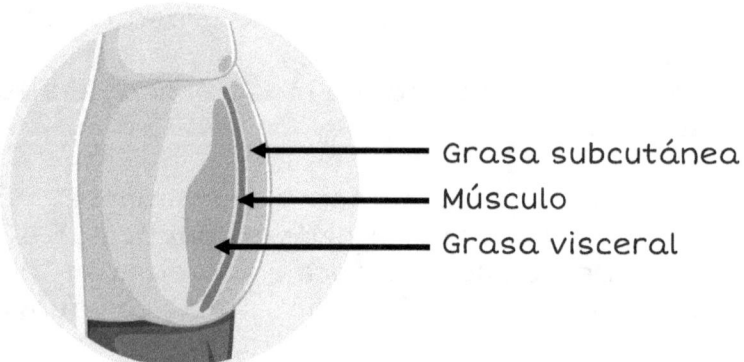

¿Cómo se forma la grasa?

La grasa se forma cuando existe un desequilibrio entre la ingesta y el gasto de energía.

Para medir la ingesta y el gasto de energía, utilizamos una unidad de medida de la energía llamada kilocaloría (Kcal).

El aporte energético procede de todo lo que comemos y bebemos.
Cada alimento tiene un aporte energético (o calórico) diferente. Por ejemplo, 100 gramos de patatas fritas aportan unas 250 Kcal, pero 100 gramos de zanahoria cruda aportan 40 Kcal.

El gasto energético se debe al funcionamiento de nuestro cuerpo.
Nuestro cuerpo gasta energía constantemente, ya sea para respirar, caminar, hablar, ver la televisión, hacer deporte o mantener el calor corporal. La cantidad de energía que gastamos depende de la actividad que realizamos. Por ejemplo, una hora de paseo en terreno llano gasta una media de 150 Kcal, pero una hora de bicicleta a una velocidad de 30 km/h gasta entre 600 y 1000 Kcal.

Cuando la ingesta de energía supera el gasto energético, el organismo almacena el exceso de calorías en forma de grasa.

Sin embargo, este exceso debe ser regular, relativamente grande y producirse durante un periodo relativamente largo.
Si el exceso de energía no se produce con regularidad, o si es pequeño, el aumento de la masa grasa será prácticamente nulo.
Algunas personas tienden a almacenar grasa con más facilidad que otras y, a la inversa, algunas personas almacenan muy poca masa grasa incluso cuando tienen un gran excedente calórico.
Nuestra composición genética desempeña un papel importante en estas diferencias, pero no es la única causa.
Nuestro metabolismo (es decir, todas las transformaciones químicas y biológicas dentro de nuestro cuerpo) también desempeña un papel importante, y aquí es donde entra en juego el funcionamiento hormonal.
Por último, la composición de nuestra dieta desempeña un papel muy importante. Algunos alimentos favorecen mucho más el almacenamiento de grasa que otros.

LOS RIESGOS DEL SOBREPESO

Aunque la grasa es esencial para que nuestro organismo funcione correctamente, un exceso de ella puede acarrear problemas importantes.

El sobrepeso y la obesidad presentan importantes riesgos para la salud. Obviamente, estos riesgos están relacionados con la magnitud del exceso de peso y con factores genéticos.

Enfermedades cardiovasculares
El sobrepeso contribuye en gran medida al desarrollo de enfermedades cardiovasculares (hipertensión, arritmia cardiaca, riesgo de infarto, etc.).

Diabetes de tipo 2
El sobrepeso aumenta considerablemente el riesgo de desarrollar diabetes de tipo 2, que provoca resistencia a la insulina y, por tanto, niveles elevados de azúcar en sangre.

Cáncer
El sobrepeso aumenta el riesgo de desarrollar cáncer, incluido el cáncer de mama, colon, esófago, estómago, riñón, hígado, páncreas y útero.

Trastornos articulares
El exceso de peso, y por tanto la elevada presión ejercida sobre las articulaciones, provoca problemas como inflamación, dolor articular y artrosis.

Problemas respiratorios
El exceso de peso puede provocar problemas respiratorios, incluida la apnea del sueño.

Riesgos hepáticos
El sobrepeso puede aumentar el riesgo de enfermedades hepáticas, en particular la esteatosis (acumulación de grasa en el hígado).

El impacto psicológico
Además del impacto sobre la salud física, el sobrepeso suele tener consecuencias sobre la salud mental. Estos riesgos, que con demasiada frecuencia se subestiman, deben tomarse muy en serio.

El sobrepeso, aunque sólo sea una pequeña cantidad, puede provocar una reducción de la autoestima y de la confianza en uno mismo.

En algunos casos, esto puede conducir a la exclusión, la estigmatización y la discriminación.

Estas situaciones pueden provocar, entre otras cosas, depresión y dificultades en las relaciones, con repercusiones tanto en la vida personal como profesional.

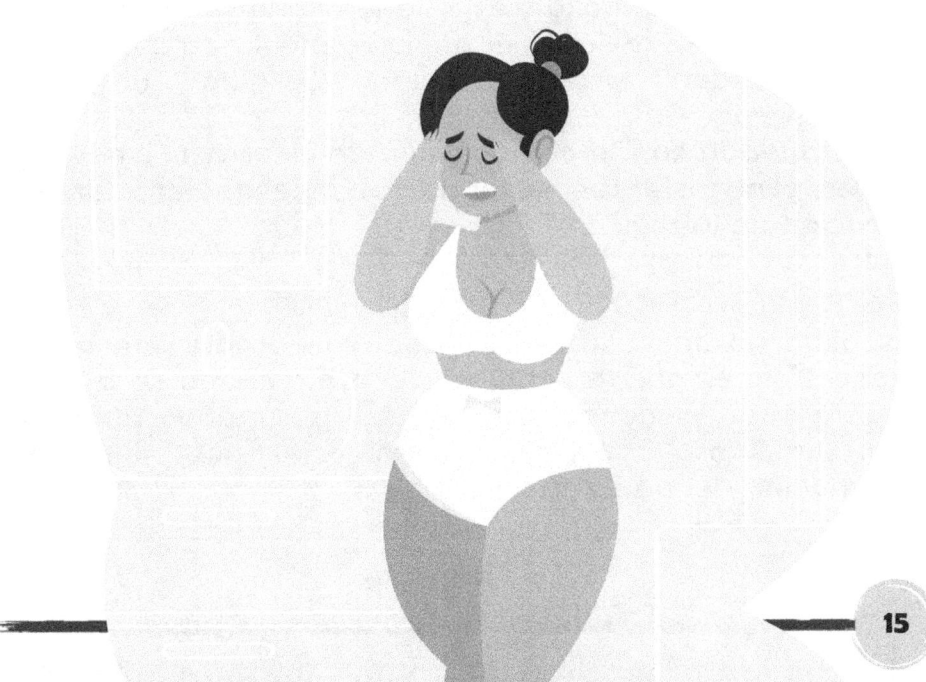

MITOS SOBRE EL SOBREPESO

Existen muchos mitos sobre el sobrepeso, y es importante aclararlos ahora.

Dietas restrictivas
Como veremos en este libro, es importante restringir ciertos alimentos para eliminar la grasa corporal. Sin embargo, las dietas demasiado restrictivas, aunque pueden provocar una pérdida de peso temporal, son totalmente ineficaces a largo plazo. Estudios recientes han demostrado que el 95% de las personas que han seguido este tipo de dietas recuperan peso (a veces más que antes de la dieta) en los meses siguientes.

También debe tener cuidado con ciertas dietas que restringen o favorecen una familia concreta de alimentos. Estas dietas pueden provocar carencias que pueden tener un impacto perjudicial en la capacidad del organismo para funcionar correctamente e impedir que el cuerpo queme grasa.

Cremas adelgazantes
Las cremas adelgazantes tienen una eficacia muy limitada. Pueden mejorar el aspecto de nuestra piel, pero nunca pueden provocar una pérdida de peso significativa.
Tenga cuidado con la composición de ciertas cremas, que pueden tener efectos secundarios indeseables, como la irritación de la piel.

Píldoras supresoras del apetito
Las píldoras supresoras del apetito no sólo son menos eficaces (si es que lo son), sino que a menudo se asocian a efectos secundarios más o menos nocivos (hipertensión, trastornos del humor, insomnio, inflamación del páncreas, etc.).

Cinturones de sudoración

Los famosos cinturones de Sudoración, generalmente vendidos con la promesa de una pérdida de grasa dirigida, en realidad no tienen absolutamente ningún efecto. Como su nombre indica, le hacen sudar, y eso es todo. El sudor se compone de agua y minerales, por lo que es fácil ver que un cinturón de sudoración nunca derretirá la grasa.

Alimentos bajos en grasa

Los alimentos bajos en grasa pueden ser a veces una buena forma de sustituir productos demasiado ricos. Sin embargo, tenga cuidado con la composición de algunos de estos alimentos, que pueden contener sustancias de origen industrial que podrían ser perjudiciales para su salud. Por ello, lea atentamente las etiquetas de este tipo de productos.

Dirigir la pérdida de grasa

Dirigir la pérdida de grasa a una parte concreta del cuerpo es muy difícil (si no imposible). Es un mito, por ejemplo, que sólo se pueda perder grasa del vientre. Lo mismo ocurre con los muslos, las nalgas, etc. En realidad, cuando se dan las condiciones adecuadas para que el organismo reduzca su masa grasa, esta pérdida será generalizada y no localizada. Dicho esto, es algo muy bueno, aunque sólo sea desde un punto de vista estético.

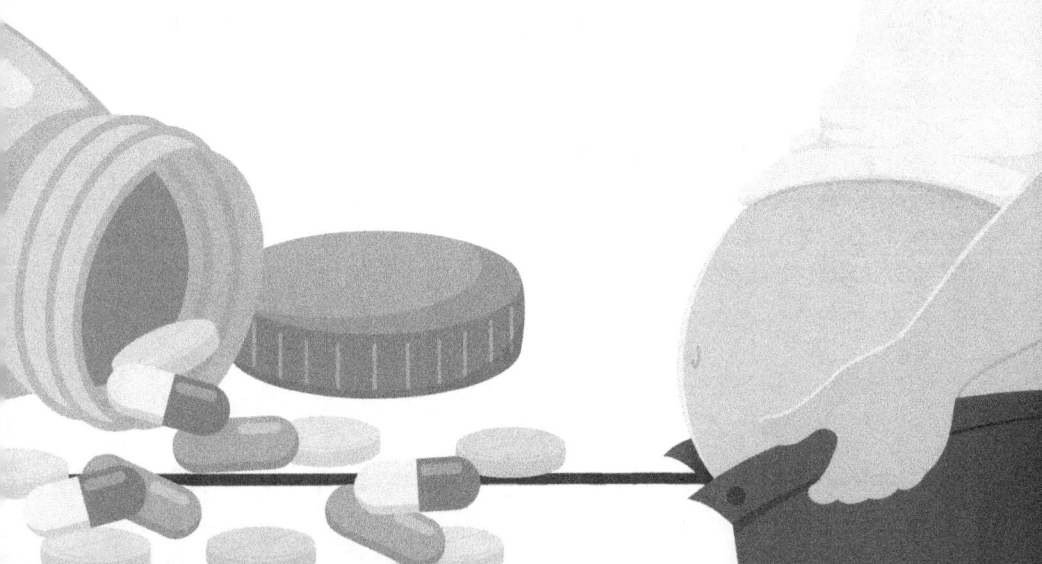

¿CÓMO CONSEGUIR UN VIENTRE PLANO?

Como acabamos de ver, el sobrepeso tiene un impacto potencialmente dañino en nuestra salud física y psicológica, y no existe ningún producto milagroso para perder peso.

Si queremos perder grasa abdominal, tenemos que abordar el factor más importante: el exceso de grasa. También necesitamos tensar nuestros músculos abdominales y corregir nuestra postura si es necesario.

Para ello, vamos a empezar por actuar sobre nuestra dieta. La dieta, como veremos en las páginas siguientes, es la principal causa de la acumulación de grasa en nuestro cuerpo.

A continuación tomaremos medidas sobre nuestra actividad física, que determina nuestro gasto energético (y por tanto nuestra capacidad para quemar grasa), pero también nuestro tono muscular y nuestra postura.

Por último, estudiaremos diversos parámetros, como el estrés y el sueño, para mejorar nuestro funcionamiento hormonal y favorecer la regulación natural de nuestro organismo.

Todo el enfoque es progresivo. No se trata de seguir una dieta drástica, ni de salir a correr 2 horas todos los días.

Eso sería sin duda un método eficaz, pero no sería sostenible a largo plazo. ¿Y qué ocurrirá después, cuando abandonemos la dieta y dejemos de correr? Sencillamente, recuperaremos todo el peso que hemos perdido, y puede que incluso más.

Si queremos resultados duraderos, tenemos que entender cómo funciona nuestro cuerpo y cambiar ciertos comportamientos. Así es como alcanzaremos nuestro objetivo, y así es como podremos mantener nuestro peso y conservar nuestro vientre plano.

Cada paso de este libro puede adaptarse a su punto de partida y a sus objetivos.

Sea cual sea nuestra edad, sea cual sea nuestro sexo, podremos tomar medidas concretas para conseguir un vientre plano.

Después de todo, es fácil, ¿no?

¡Todo lo que necesita es un mínimo de motivación!

De hecho, hablemos de eso.

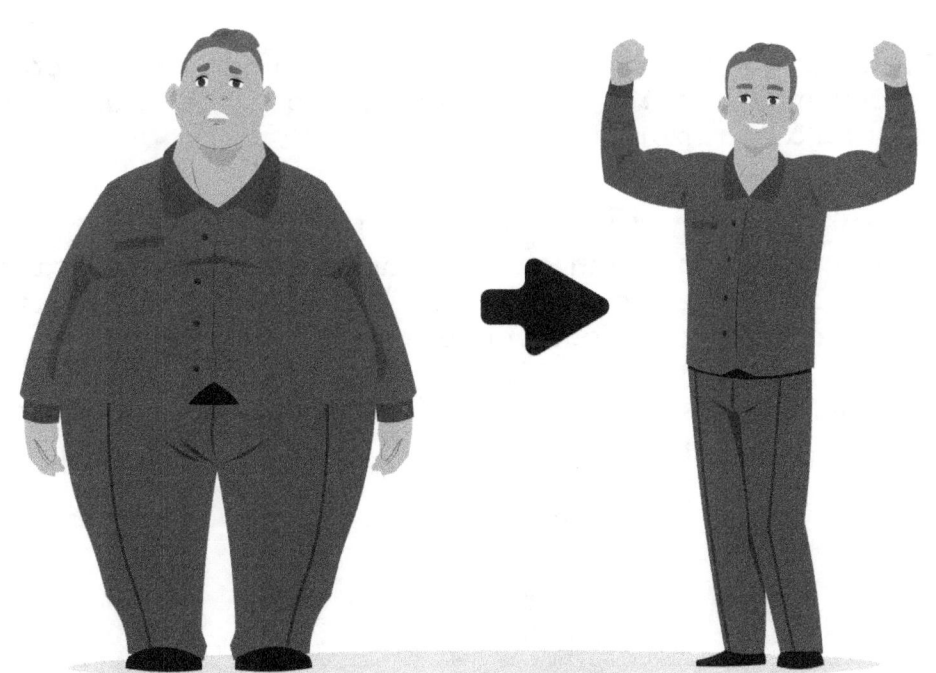

ENCONTRAR LA MOTIVACIÓN

La motivación es nuestro combustible. Sin ella, no encontraremos la energía que necesitamos para realizar cualquier esfuerzo, ya sea alimenticio o físico.

La motivación es la clave de su éxito.

Así que aquí tiene algunos consejos sobre cómo mantenerse motivado:

Márquese objetivos
Fijarse un objetivo significa visualizar un resultado, una meta a alcanzar. Un objetivo debe ser realista y estar fijado en el tiempo.

Por ejemplo, quiero perder 5 cm de cintura en 2 meses, o quiero poder llevar ese vestido este verano, o simplemente, quiero sentirme bien con mi cuerpo dentro de 6 meses.

Tenemos que visualizar nuestro objetivo con regularidad. Intentemos sentir los cambios positivos que nos aportará alcanzar nuestro objetivo.

No vigile demasiado su peso
Ganar peso no significa necesariamente ganar grasa corporal. El ejercicio regular aumentará su masa muscular y, por tanto, su peso.

Por ejemplo, es mejor medir el perímetro de su cintura para estimar sus resultados.

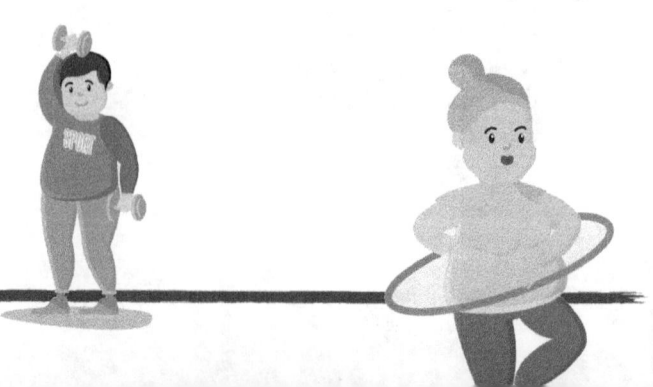

Tomarse su tiempo
Fijarse un objetivo demasiado grande en un plazo demasiado corto es una muy buena forma de fracasar.

Tanto si se trata de comida como de deporte, no debe ir de un extremo al otro.

Sin frustraciones
Reequilibrar su dieta a veces requiere esfuerzo y compromiso. Pero tenga cuidado de no caer en la frustración constante, que sería totalmente contraproducente.

Cree nuevos hábitos
A veces es complicado cambiar nuestros hábitos. Cocinar una comida sana en lugar de salir a por comida rápida, mantenerse activo en lugar de ver la televisión desde la comodidad del sofá...

Elaborar un plan puede ayudarnos a cambiar nuestros hábitos más fácilmente.
En función de nuestro horario, podemos definir nuestra hora de cocinar, nuestra hora de actividad física, nuestra hora de acostarnos...

¡No hay excusas!
¿Teníamos que hacer 30 minutos de deporte esta tarde pero hemos tenido un día agotador? ¿Teníamos que cocinar una comida sana, pero hay un programa muy interesante en la televisión? Siempre encontraremos una excusa para evitar hacer el esfuerzo.

Así que nada de excusas y hagamos lo que tenemos que hacer para alcanzar nuestro objetivo.

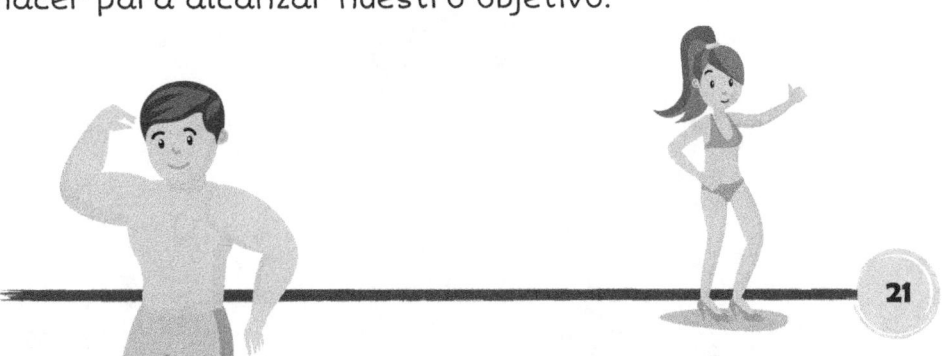

IMC, TMB Y GET

En primer lugar, debemos realizar algunos cálculos para definir nuestro punto de partida y estimar nuestras necesidades calóricas.

Es muy importante realizar este paso para tener una línea de base a partir de la cual adaptar nuestra dieta y nuestro gasto energético.

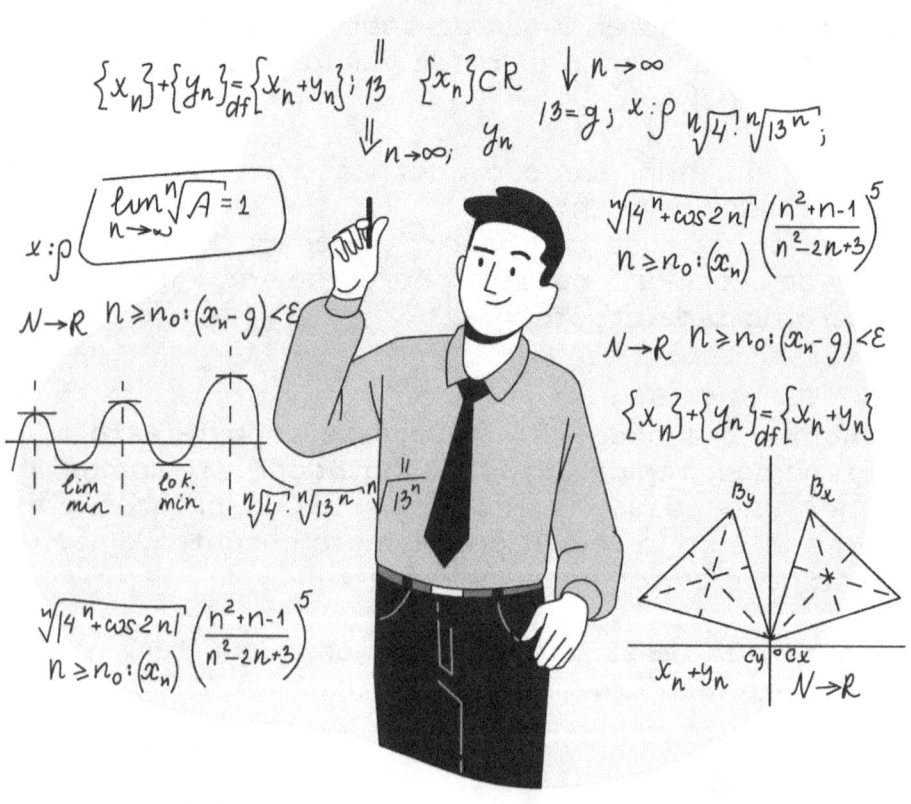

ÍNDICE DE MASA CORPORAL

El índice de masa corporal, o IMC, es un cálculo sencillo utilizado para evaluar la corpulencia de una persona, basado en dos parámetros: la altura y el peso.

El cálculo es el siguiente

$$\frac{\text{PESO (en KG)}}{\text{ESTATURA (en M)}^2}$$

Ejemplo para una persona que mide 1,70 m y pesa 80 kg:
80 ÷ (1.70)² = 80 ÷ 2.89 = 27.68
El IMC de esta persona es 27,68.

Una vez calculado el IMC, compárelo con los valores que se indican a continuación:

IMC inferior a 18,5: insuficiencia ponderal
IMC entre 18,5 y 24,9: Peso normal
IMC entre 25 y 30: Sobrepeso
IMC superior a 30: Obeso

Volviendo a nuestro ejemplo, esta persona tiene, por tanto, sobrepeso.

El IMC da una indicación de la masa corporal total, y es importante calcularlo para estimar el peso.

Tenga cuidado, sin embargo, porque el IMC tiene sus limitaciones: No distingue entre edad o sexo, y no puede distinguir entre masa grasa y masa muscular u ósea. Por lo tanto, una persona atlética puede tener un IMC elevado sin tener sobrepeso.

Calcule ahora su IMC

TASA METABÓLICA BASAL

La tasa metabólica basal, o TMB, es el número de calorías que nuestro cuerpo necesita para llevar a cabo sus funciones vitales (respiración, circulación sanguínea, regulación de la temperatura, etc.).

A diferencia del IMC, los métodos de cálculo tienen en cuenta el sexo y la edad. Existen varias fórmulas, y todas dan un resultado similar.

Tomaremos el método Mifflin St Jeor:

Para los HOMBRES :
(10 X peso en Kg) + (6,25 X altura en cm) - (5 X edad en años) + 5

Para las MUJERES :
(10 X peso en Kg) + (6,25 X altura en cm) - (5 X edad en años) - 161

El resultado será una estimación del número de Kcal que nuestro cuerpo necesita SÓLO para mantener las funciones vitales a lo largo de un día (24 horas).

Tomemos el ejemplo de una mujer que pesa 60 kg, mide 1,60 m y tiene 35 años.

TMB = (10 X 60) + (6,25 X 160) - (5 X 35) - 161
TMB = 600 + 1000 - 175 - 161
TMB = 1264

Por lo tanto, esta mujer tiene una tasa metabólica basal de 1264 Kcal.

¡Calculemos nuestra TMB!

GASTO ENERGÉTICO TOTAL

Ahora vamos a aplicar a nuestro resultado un coeficiente basado en nuestro gasto energético, para estimar el número total de calorías que necesitamos en un día.

Estos coeficientes están, por tanto, directamente relacionados con nuestro nivel de actividad física diaria.

Se determinan principalmente en función de la actividad física global (incluida la actividad física derivada de la actividad profesional) y de la actividad deportiva.

Se clasifican de la siguiente manera

- **Sedentario:** Muy poca actividad física durante el día y ninguna actividad deportiva.

- **Moderadamente activo:** Poca actividad física y/o actividad deportiva poco intensa.

- **Activo:** Actividad física y deportiva moderada.

- **Muy activo:** Actividad física y/o deportiva intensa.

- **Intensivo:** Actividad física y/o actividad deportiva muy intensa.

Para determinar en qué categoría nos encontramos, debemos tener en cuenta nuestra actividad física en su conjunto.

Por ejemplo, si tenemos un trabajo de oficina (sedentario), pero hacemos una hora de boxeo cada tarde, entonces estamos en la categoría «activo» o «muy activo».

¿En qué categoría estamos nosotros?

Una vez determinada la categoría, debemos aplicar el coeficiente a nuestro TMB para obtener el valor, en Kcal, de nuestro gasto energético total (también conocido como GET).

Los coeficientes son :
- Sedentario: X 1,2
- Moderadamente activo: X 1,375
- Activo: X 1,55
- Muy activo: X 1,725
- Intensivo: X 1,9

Volvamos a nuestro ejemplo con la mujer de 35 años. Su TMB es de 1264 Kcal.

Tiene un trabajo de oficina y utiliza su coche para ir hasta allí. Hace yoga (una actividad deportiva moderadamente intensa) 3 veces por semana durante 1 hora.

Por lo tanto, podemos considerarla en la categoría de «moderadamente activa».

Tomemos su TMB y apliquemos el coeficiente correspondiente.

1264 X 1.375 = 1738

Su gasto energético diario total (GET) es, por tanto, de 1738 Kcal.

Imaginemos que esta mujer presta un poco de atención a su dieta y consume una media de 1750 Kcal al día.

Como la diferencia entre la ingesta y el gasto es casi idéntica, el peso de esta mujer no cambiará, o lo hará muy poco y muy lentamente.

Ahora imaginemos que la dieta de esta mujer es demasiado rica y que consume 2000 Kcal al día. Su ingesta energética supera con creces su gasto energético (es decir, sus necesidades). El cuerpo almacenará el exceso de energía y la grasa corporal de esta mujer aumentará.

Por último, imaginemos que esta mujer vigila de cerca su dieta para perder peso y que consume 1400 Kcal al día. La ingesta de energía es mucho menor que el gasto energético (esto se conoce como déficit calórico) y esta mujer perderá gradualmente grasa corporal.

Por lo tanto, calcular nuestras necesidades energéticas es un paso esencial si queremos reducir nuestra grasa corporal.

Ya hemos calculado nuestra TMB. Apliquemos el coeficiente correspondiente a nuestra situación para obtener nuestra GET.

¿Cuáles son nuestras necesidades energéticas (GET)?

Ahora que conocemos nuestras necesidades energéticas, podemos empezar por actuar sobre nuestro aporte calórico y, por tanto, sobre nuestra alimentación.

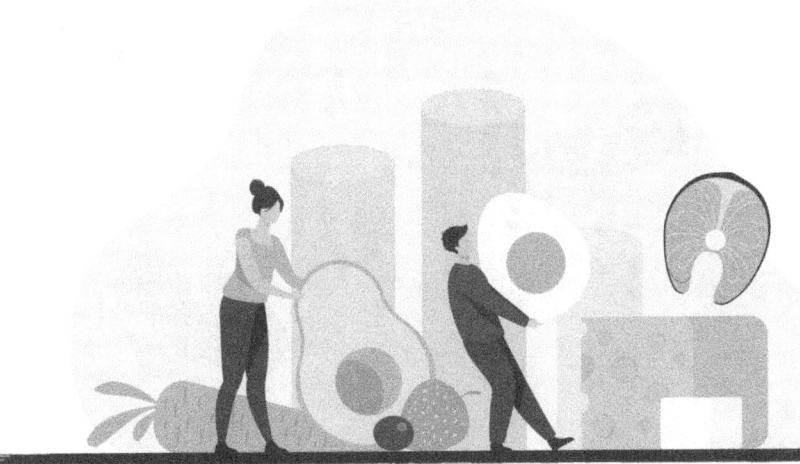

ALIMENTACIÓN

Nuestra alimentación tiene una gran influencia en nuestro bienestar físico y mental. Cada alimento que ingerimos repercute en nuestra salud. Lo que comemos es la causa principal de la acumulación de grasa corporal, en nuestra barriga y en otros lugares.

En esta sección, vamos a conocer los distintos nutrientes y su función, y cómo podemos adoptar una dieta sana que satisfaga nuestras necesidades.

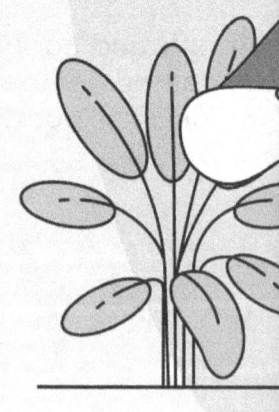

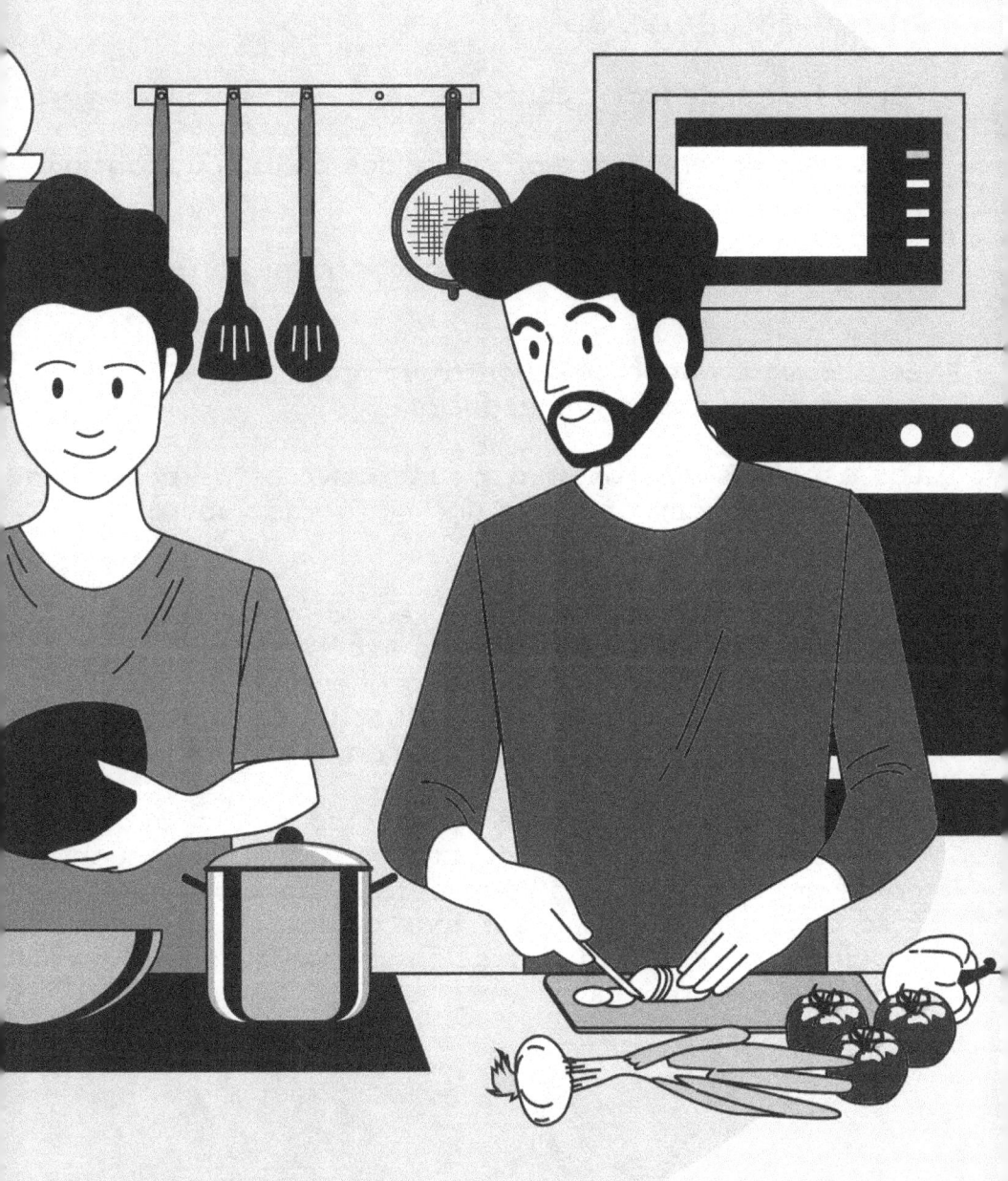

CONTAR CON UNA BUENA ALIMENTACIÓN

Una buena alimentación es la clave para tener un vientre plano, evitar el sobrepeso y gozar de buena salud.

Por lo tanto, debemos controlar lo que comemos.

Para ello, debemos actuar sobre dos pilares: la cantidad y la calidad.

Controlar la cantidad significa controlar la ingesta de calorías.

Controlar el aspecto cualitativo garantiza una dieta sana, rica en nutrientes esenciales.

Los aspectos cuantitativo y cualitativo están por tanto vinculados, y actuar sobre uno sin actuar sobre el otro no tiene sentido.

Una vez más, no se trata de reducir drásticamente la cantidad de comida que ingiere. Eso tendría un impacto psicológico nefasto y estaría condenado al fracaso a largo plazo. Es más, es muy probable que una dieta así provoque carencias que repercutirán en nuestra salud.

Tampoco se trata de eliminar todos los pequeños placeres del gusto. Es importante, de vez en cuando, darse un capricho con su pastel favorito, o con cualquier otro alimento que le proporcione placer. En ningún caso debemos caer en la privación excesiva. Comer debe seguir siendo un placer.

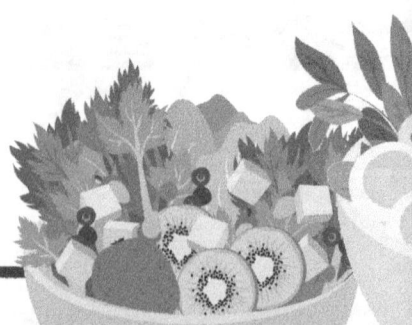

Sí, es posible perder grasa de la barriga comiendo chocolate, helado y hamburguesas de vez en cuando...

Pero admitámoslo, aún así tendremos que hacer algunos cambios en nuestra alimentación.

Estos cambios conseguirán dos objetivos:
- Crear un déficit calórico, que obligará a nuestro cuerpo a extraer energía de la grasa corporal.
- Mejorar nuestra ingesta nutricional, lo que mejorará el funcionamiento general de nuestro cuerpo y nuestra salud.

Para lograr estos objetivos, es necesario conocer bien la nutrición.

Por lo tanto, empezaremos por repasar los nutrientes de los alimentos y descubrir su función y su impacto en nuestro organismo.

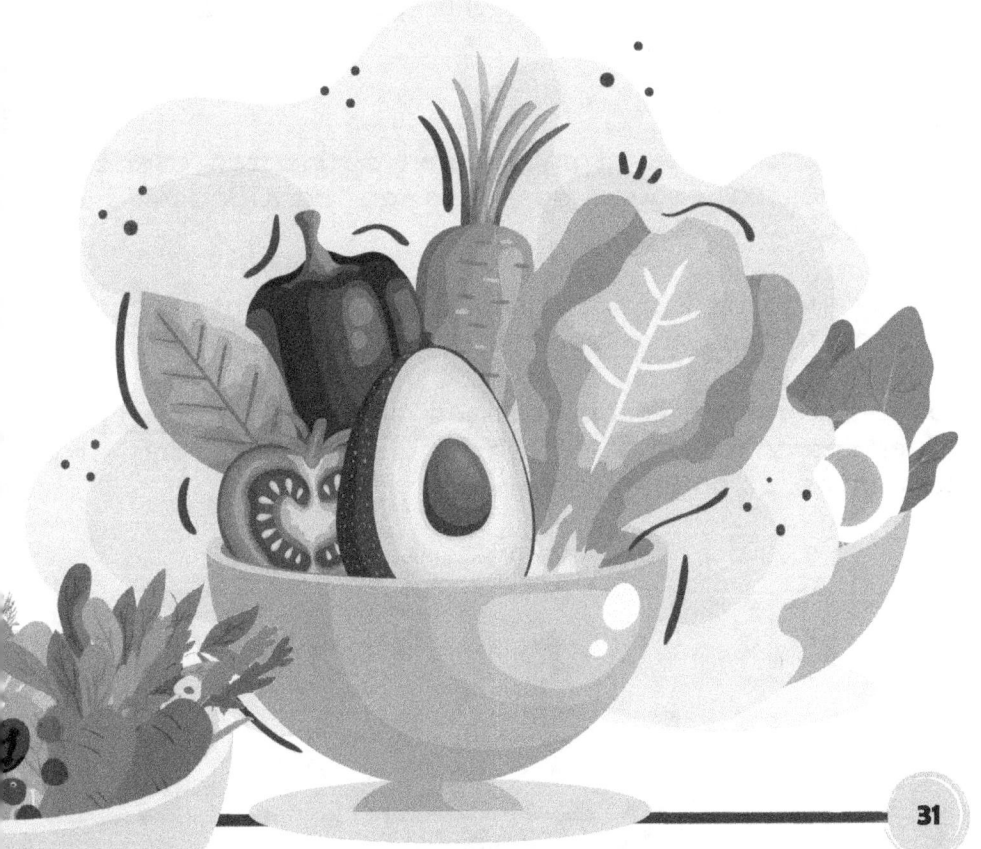

NUTRIENTES

Un nutriente es un componente elemental aportado por los alimentos y asimilado por nuestro organismo.

Existen dos grandes familias de nutrientes: Los macronutrientes y los micronutrientes.

Macronutrientes

Los macronutrientes son nutrientes que el organismo necesita en grandes cantidades. Proporcionan la energía que nuestro cuerpo necesita para funcionar correctamente, así como ciertos componentes esenciales.

Son, por tanto, los principales componentes de nuestra alimentación.

Existen 3 grupos de macronutrientes: Proteínas, hidratos de carbono y lípidos.

Micronutrientes

Los micronutrientes también son nutrientes esenciales para nuestro organismo, pero en cantidades mucho menores.

A diferencia de los tres grupos de macronutrientes, los micronutrientes no proporcionan energía.

Los principales micronutrientes son las vitaminas, los minerales y los oligoelementos. También existen otros elementos, como los probióticos.

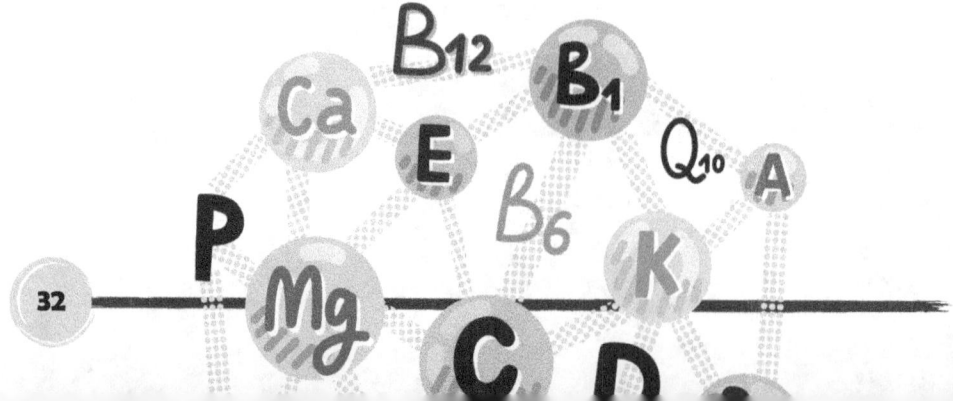

Es adaptando nuestro consumo de macronutrientes como podremos crear un déficit calórico, ya que son éstos los que proporcionan energía a nuestro organismo.

Esta adaptación afecta tanto al aspecto cuantitativo (déficit calórico) como al cualitativo.

No se trata de reducir aleatoriamente nuestra ingesta nutricional. La proporción entre los diferentes grupos de macronutrientes (proteínas, hidratos de carbono, grasas) es crucial.

Para una misma cantidad en peso, los diferentes macronutrientes no tendrán el mismo contenido calórico, ni nos aportarán los mismos componentes nutricionales. Por lo tanto, nuestro organismo no los procesará de la misma manera.

La ingesta de micronutrientes tampoco debe descuidarse, ya que tendrá un gran impacto en el funcionamiento de nuestro organismo.

Veamos más de cerca el papel y el impacto de los macronutrientes en nuestro organismo.

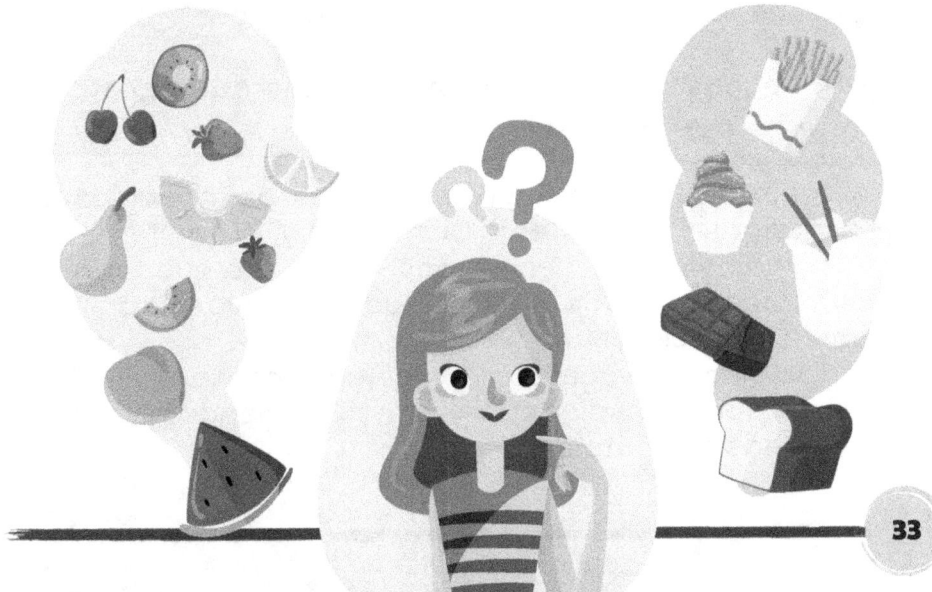

MACRONUTRIENTES

Proteínas

Las proteínas están formadas por aminoácidos, que son moléculas compuestas principalmente por carbono, hidrógeno, nitrógeno y oxígeno.

Las proteínas son esenciales para construir y mantener nuestros tejidos. Son los principales componentes de nuestros músculos, piel y cabello.

De hecho, es el segundo componente más importante del cuerpo humano, después del agua. También es importante saber que, a diferencia de los carbohidratos y los lípidos, nuestro cuerpo no puede almacenar proteínas.

En nuestra dieta, las proteínas pueden ser de origen animal o vegetal.

Las proteínas animales se encuentran en la carne, el pescado, los huevos y los productos lácteos.

Las proteínas vegetales se encuentran principalmente en los cereales (trigo, avena, etc.), las legumbres (alubias, lentejas, garbanzos, etc.) y los frutos oleaginosos (almendras, nueces, semillas, etc.).

Existen algunas diferencias notables entre las proteínas animales y las vegetales.

Las proteínas animales contienen más aminoácidos que las proteínas vegetales. Dicho esto, las proteínas animales también contienen más grasas (algunas de las cuales pueden perjudicar la salud cardiovascular si se consumen en exceso).
Las proteínas vegetales suelen contener fibra, beneficiosa para la digestión, y mucha menos grasa que las proteínas animales.

Carbohidratos

Los carbohidratos (hidratos de carbono) están formados por carbono, hidrógeno y oxígeno.
Son la principal fuente de energía de nuestro organismo.

Durante la digestión, los hidratos de carbono se descomponen primero en glucosa, que se absorbe en el torrente sanguíneo para proporcionar energía a las distintas células.

Cuando esta glucosa está en exceso, se transforma en ácido graso, que luego se almacena en forma de triglicéridos (tras una transformación posterior) en las células adiposas (es decir, la grasa).

Existen dos tipos de carbohidratos: los carbohidratos simples y los carbohidratos complejos.

Los carbohidratos simples (como la fructosa, la glucosa, la sacarosa y la lactosa) se digieren muy rápidamente y provocan un rápido aumento del nivel de glucosa en sangre. Este nivel se denomina índice glucémico.

Se encuentran, por ejemplo, en el azúcar, la fruta, la miel, los dulces, las bebidas azucaradas, los pasteles... En resumen, en todos los alimentos dulces.

Los carbohidratos complejos (como el almidón) se digieren más lentamente. Se encuentran en alimentos ricos en almidón como los cereales, el arroz, las patatas y la pasta. Por lo general, estos carbohidratos no tienen sabor dulce.

Los carbohidratos simples tienen un índice glucémico más alto que los carbohidratos complejos. En términos sencillos, un índice glucémico alto provoca una digestión rápida y, por tanto, un aumento de los niveles de glucosa en sangre. Esto provoca un pico de insulina (la hormona que regula los niveles de glucosa), que a su vez convierte la glucosa en grasa si hay demasiada.

Lípidos

Los lípidos también están formados por carbono, hidrógeno y oxígeno.

La función principal de los lípidos es almacenar energía, pero hay que señalar que también desempeñan un papel vital en el buen funcionamiento de nuestro organismo. Por ejemplo, son elementos importantes en la construcción celular, permiten asimilar ciertas vitaminas y contribuyen al buen funcionamiento de las hormonas.

En términos de nutrición, existen dos tipos de lípidos: los ácidos grasos saturados y los ácidos grasos insaturados.

Los ácidos grasos saturados son generalmente de origen animal. Se encuentran en las carnes grasas (como las carnes rojas), los embutidos y ciertos productos lácteos (mantequilla, queso, etc.). Sin embargo, algunas grasas vegetales, como el aceite de palma y el aceite de coco, contienen niveles muy elevados de ácidos grasos saturados.

Estos ácidos grasos no son malos para nuestro organismo si se consumen con sensatez. En cambio, un consumo excesivo será perjudicial para nuestra salud cardiovascular (sobre todo por el famoso colesterol malo) y no contribuirá en absoluto a regular nuestra grasa corporal.

Los ácidos grasos insaturados suelen ser de origen vegetal. Se encuentran, por ejemplo, en los frutos oleaginosos (de los que se puede extraer aceite) como los aguacates y las aceitunas, los frutos secos (nueces, almendras, etc.) y las semillas (girasol, sésamo, linaza, etc.). Por supuesto, los aceites de estas semillas oleaginosas también contienen ácidos grasos insaturados.

Ciertas legumbres, como los cacahuetes y la soja, también contienen una buena cantidad de ácidos grasos insaturados.

Por último, estos ácidos grasos también se encuentran en ciertos pescados (conocidos como pescados grasos), como el salmón, la caballa, las sardinas, el arenque, la lubina, la dorada, etc.

Los ácidos grasos insaturados son buenos para la salud y presentan pocos riesgos. Al contrario, son muy buenos para el sistema cardiovascular. Esta familia incluye los Omega 3, 6 y 9, que son ácidos grasos muy buenos para el organismo.

He aquí un consejo relativamente sencillo para identificar los ácidos grasos: los ácidos grasos saturados suelen ser sólidos a temperatura ambiente, como la mantequilla o la grasa animal. Los ácidos grasos insaturados, en cambio, suelen ser líquidos a temperatura ambiente, como el aceite vegetal, por ejemplo, y no cuajan en la nevera.

Hay excepciones. El aceite de coco, por ejemplo, se clasifica como ácido graso saturado, aunque sea líquido a temperatura ambiente.

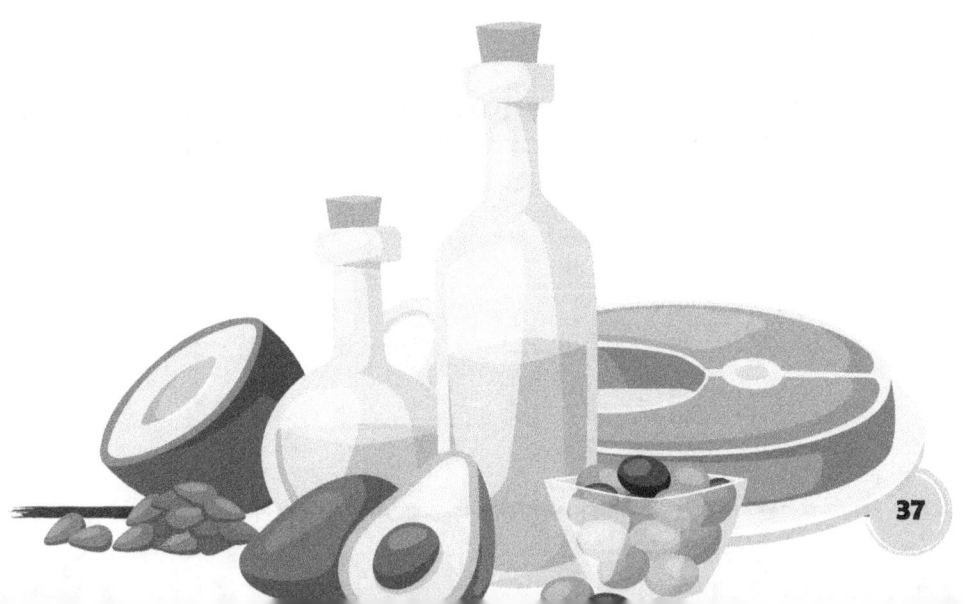

MICRONUTRIENTES

Vitaminas

Las vitaminas son nutrientes sin valor calórico. Sin embargo, son muy importantes para el buen funcionamiento de nuestro metabolismo.

Entre otras cosas, intervienen en la circulación sanguínea, el funcionamiento del sistema inmunológico, el sistema nervioso y el crecimiento celular.

Pueden dividirse en dos categorías principales: Vitaminas liposolubles y vitaminas hidrosolubles.

Las vitaminas liposolubles son las vitaminas A, D, E y K.

Se encuentran en alimentos ricos en grasas como el pescado azul, los aceites, los productos lácteos, los huevos, la carne y los despojos, así como en ciertas frutas y verduras como las zanahorias, las verduras de hoja verde y los albaricoques.

La vitamina D también es única en el sentido de que puede ser sintetizada por el organismo mediante la exposición a la luz solar.

Las vitaminas hidrosolubles son las vitaminas C y B.

Se encuentran en alimentos ricos en agua, ya sean frutas (naranjas, fresas, etc.) o verduras (brócoli, cereales, legumbres, etc.). La carne también es una fuente de vitamina

Minerales y oligoelementos

Los minerales y los oligoelementos son en realidad átomos de distinta naturaleza necesarios para que el organismo funcione correctamente. La única diferencia entre minerales y oligoelementos es la cantidad presente en el organismo. Los minerales están presentes en mayor cantidad que los oligoelementos.

Los minerales y oligoelementos más importantes son el calcio, el magnesio, el fósforo, el potasio, el cobre, el hierro, el flúor, el yodo, el manganeso, el zinc y el selenio.

Los minerales y oligoelementos se encuentran prácticamente en todas partes: en el agua, los productos vegetales (verduras, cereales, fruta) y los productos animales (carne, pescado, marisco)... E incluso en el chocolate negro (magnesio).

Probióticos

Los probióticos son microorganismos vivos, como ciertas bacterias beneficiosas.

Los probióticos desempeñan un papel importante en la digestión y el sistema inmunológico. Estudios recientes también han demostrado la relación entre la salud del sistema digestivo (en el que influyen mucho los probióticos) y la salud mental.

Los probióticos se encuentran en los productos lácteos fermentados (yogures, quesos), ciertos alimentos fermentados (como el chucrut) y ciertas bebidas también fermentadas (como la kombucha).

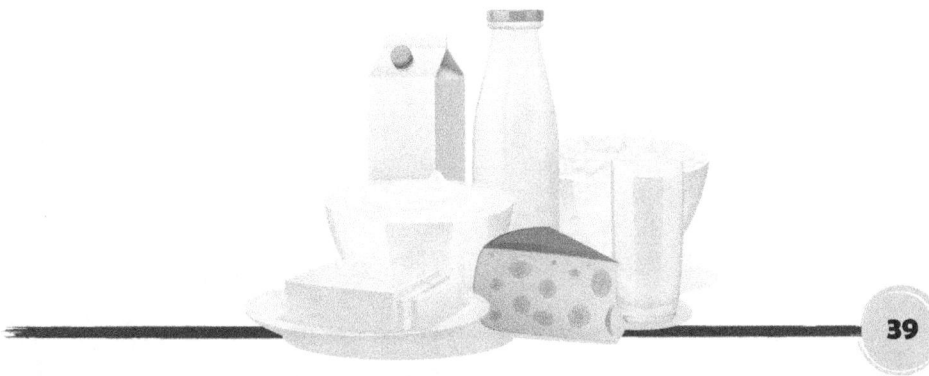

OTROS ELEMENTOS

Además de los macronutrientes y los micronutrientes, hay otros elementos que forman parte de nuestra dieta.

Fibras alimentarias

Las fibras alimentarias son elementos de origen vegetal que resisten la digestión en el estómago y el intestino delgado.

Desempeñan un papel importante en el buen funcionamiento del colon (intestino grueso). Mejoran el tránsito intestinal actuando sobre la consistencia de las heces, la contracción intestinal y la actividad bacteriana (a través de la fermentación). También tienen un efecto positivo sobre la saciedad.

Las fibras por sí sola tiene un contenido calórico muy bajo.

Se encuentra en la fruta, las verduras, las legumbres y los cereales integrales.

Agua

El agua es esencial para nuestro organismo y participa en una serie de procesos importantes, como la hidratación, la circulación sanguínea, la regulación de la temperatura corporal, la eliminación de residuos y la digestión.

El agua es también una fuente de ciertos minerales, como el calcio, el sodio y el magnesio.

El agua por sí sola no aporta calorías.

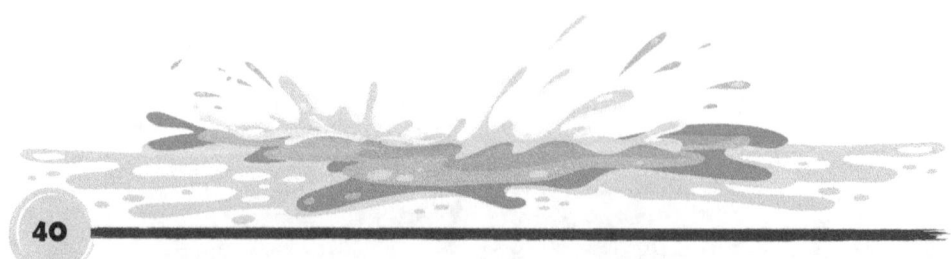

Antioxidantes

En pocas palabras, los antioxidantes son moléculas que protegen nuestras células del envejecimiento prematuro. Ciertas vitaminas (A, C, E) desempeñan un papel antioxidante, al igual que ciertos minerales (zinc, selenio). La familia de los antioxidantes incluye otras moléculas complejas, como los polifenoles.

Su contenido calórico es insignificante.

Se encuentran en las bayas, los cítricos, las verduras, los frutos secos, el pescado azul, ciertas especias (cúrcuma, azafrán), el té verde, el café y el chocolate negro.

Edulcorantes

Los edulcorantes son sustitutos del azúcar. Son sustancias o aditivos alimentarios que tienen un sabor dulce.

La miel y el sirope de arce pueden considerarse edulcorantes naturales. Pero la mayoría de los edulcorantes son elementos sintéticos (no naturales) que dan un sabor dulce a la vez que limitan la ingesta de calorías.

Lo preocupante es que aún no se conoce bien su impacto en nuestra salud. Algunos estudios muestran incluso que ciertos edulcorantes sintéticos presentan riesgos cardiovasculares y neurológicos.

La mayoría de los productos bajos en grasas (refrescos, alimentos de la industria alimentaria) contienen edulcorantes artificiales.

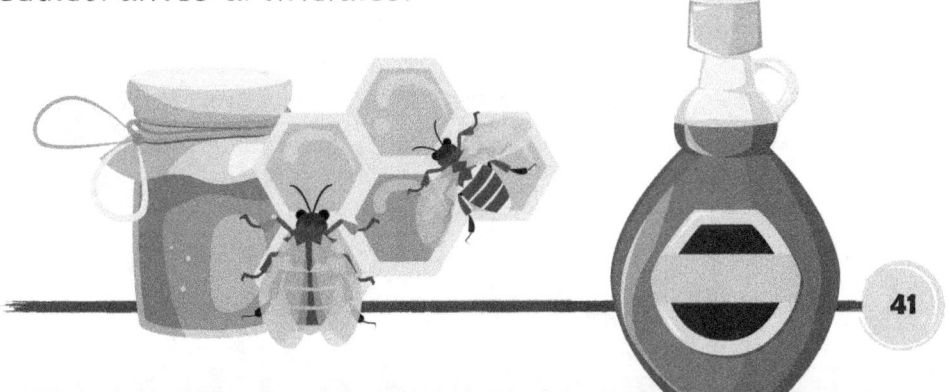

Aditivos alimentarios

Los aditivos alimentarios son sustancias que se añaden a los alimentos para mejorar su sabor, color, textura o conservación.

Por tanto, se encuentran, en mayor o menor cantidad, en los productos alimentarios procesados (es decir, los producidos por la industria alimentaria). Entre ellos se encuentran los platos preparados, los dulces, los refrescos, los pasteles industriales, etc. Se calcula que alrededor del 80% de los alimentos industriales contienen aditivos.

Aportan muy pocas calorías, si es que aportan alguna.

Algunos aditivos son de origen natural, como el ácido cítrico o la clorofila. Pero la mayoría de los aditivos son sintéticos y, también en este caso, algunos tienen un efecto desconocido en nuestro organismo.

Los estudios han demostrado que algunos aditivos pueden provocar reacciones alérgicas, así como riesgos de cáncer y alteraciones endocrinas (es decir, disfunción del sistema hormonal).

Cafeína

La cafeína es una sustancia natural que se encuentra en el café, el té, los refrescos de cola y el chocolate negro. También se encuentra en las bebidas energéticas.

La cafeína tiene un efecto estimulante sobre el sistema nervioso. Tiende a mejorar la concentración y el estado de alerta.
Prácticamente no aporta energía.

Sin embargo, un consumo excesivo puede provocar trastornos del sueño, problemas digestivos y contribuir a la ansiedad.

Alcohol

El alcohol también se conoce como etanol. Es una molécula formada por carbono, hidrógeno y oxígeno.

El alcohol tiene un efecto psicoactivo, es decir, actúa sobre el sistema nervioso central y altera nuestro estado de ánimo, percepción, estado de conciencia y habilidades motoras.

Otras sustancias psicoactivas son el tabaco, la cocaína, las drogas para mejorar el rendimiento y ciertos medicamentos (drogas psicotrópicas).

Algunos alcoholes, como el vino tinto, tienen efectos positivos porque contienen antioxidantes.

Sin embargo, sus efectos nocivos no son desdeñables. El consumo excesivo y regular de alcohol supone riesgos para el hígado, el aparato digestivo, el corazón y el páncreas, por no mencionar el riesgo de adicción.

Por último, debe saber que el alcohol es muy calórico. Los alcoholes fuertes (whisky, ron, etc.) tienen un aporte energético muy elevado, de 4 a 5 veces superior al de un alcohol más suave como la cerveza. Pero todo esto hay que verlo en el contexto de las cantidades consumidas, y de cualquier otro producto mezclado (como en los cócteles).

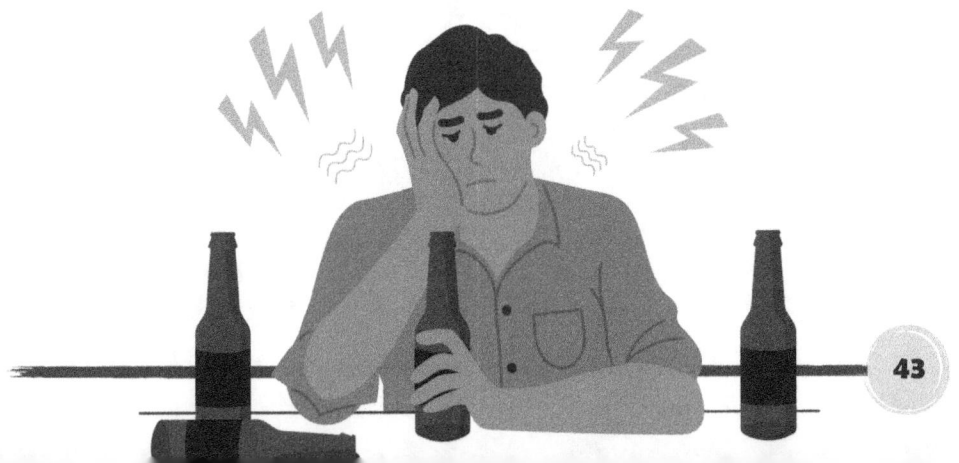

CALCULAR LAS CALORÍAS

Acabamos de ver que no todos los nutrientes tienen el mismo impacto en nuestro organismo.

El aporte energético sólo procede de los macronutrientes y del alcohol (que no es un nutriente).

Es importante, sobre todo cuando se quiere perder grasa corporal, calcular la ingesta energética diaria total.

Como hemos visto, este total debe compararse con nuestro GET (gasto energético total).

En términos sencillos, si el total de calorías de nuestra dieta es superior a nuestro GET, entonces almacenaremos grasa corporal. Si este total es igual a nuestro GET, entonces nuestra grasa corporal se mantendrá estable. Y si este total es inferior a nuestro GET, crearemos un déficit calórico que obligará a nuestro cuerpo a sacar energía de nuestras reservas (grasa).

Así que el primer paso es aprender a calcular las calorías de nuestra dieta.

Existen varios métodos para hacerlo.

El primer método consiste en tomar las bases calóricas de cada macronutriente.

Estas bases son :
Proteínas: 4 Kcal por gramo.
Carbohidratos: 4 Kcal por gramo.
Lípidos: 9 Kcal por gramo.

Este método es eficaz, pero a veces complicado de aplicar.

Debe comprender que un alimento rara vez está compuesto al 100% por un único macronutriente.

Tomemos, por ejemplo, una porción de 100 gramos de pechuga de pollo asada. No se trata de hacer el siguiente cálculo: 100 gramos X 4 Kcal = 400 Kcal. Sería una estimación falsa.

La pechuga de pollo media contiene 27 gramos de proteínas y 1,5 gramos de grasa. La cantidad de hidratos de carbono es cero.

Por lo tanto, tendría que hacer este cálculo (27 gramos (proteína) X 4 Kcal) + (1,5 gramos (grasa) X 9 Kcal) = 121,5 Kcal.

Este método es por tanto muy preciso, pero requiere muchos cálculos para un solo producto. También requiere conocer la composición en macronutrientes de cada alimento.

Un método algo más sencillo consiste en consultar las tablas de alimentos, que dan el número de calorías (por 100 gramos) de la mayoría de los alimentos.

Por supuesto, se trata sólo de estimaciones, y el número de calorías puede variar en función de la composición exacta del alimento o de cómo se cocine.

Se adjuntan tablas de alimentos a este libro.

En ellas se enumeran los alimentos más comunes, clasificados por tipos, y se ofrece una estimación de la ingesta calórica y las proporciones de macronutrientes.

Para los platos compuestos de varios alimentos y elaborados en casa por nosotros mismos, como una lasaña o un pastel, tenemos que sumar el aporte calórico de cada elemento, según su cantidad.

Por ejemplo, si hacemos un pastel con un huevo, 150 gramos de harina, 100 gramos de chocolate, 100 gramos de mantequilla y 50 gramos de azúcar, tenemos que calcular el contenido calórico de un huevo, luego 150 gramos de harina, luego 100 gramos de chocolate, y así sucesivamente.
A continuación, sume todos los valores y divídalos por el número de raciones.

Por supuesto, una vez más, se trata de una estimación, ya que el método de cocción puede alterar ligeramente el aporte calórico.

Para los productos y alimentos industriales, es aconsejable consultar las etiquetas del envase, que indican los valores nutricionales del producto.

En cualquier caso, sea cual sea el método que utilice, tendrá que pesar los alimentos o estimar su peso con bastante precisión.

Y hay que tener en cuenta cada alimento. Por ejemplo, hay que contar una dosis de ketchup o un terrón de azúcar en el café.

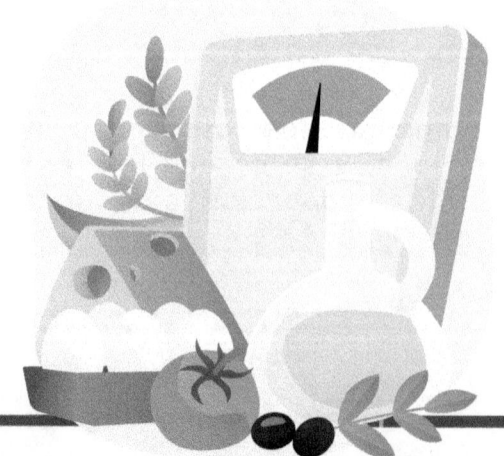

PESAR LOS ALIMENTOS

Para calcular nuestra ingesta energética, necesitamos calcular la cantidad de alimentos consumidos. Esta cantidad se calcula generalmente por peso (en gramos), y a veces por volumen en el caso de las bebidas.

El método más eficaz consiste en pesar cada alimento en una báscula y anotar el número correspondiente de Kcal.

A continuación, sume estas cifras para obtener el total de calorías consumidas en una comida. Y así sucesivamente para cada comida. Al final del día, tendremos nuestra ingesta energética total.

Pongamos un ejemplo con una comida compuesta por 100 gramos de salmón (200 Kcal), 100 gramos de arroz blanco (150 Kcal) y 100 gramos de brócoli (35 Kcal). Esto nos da un total de *385* Kcal.

Este método es el más eficaz y proporciona una estimación relativamente precisa de nuestra ingesta calórica. Pero también es algo restrictivo. Hay que pesar cada alimento, y eso no siempre es posible. Por ejemplo, ¿cómo podemos pesar nuestra comida cuando no estamos en casa?

Y seamos sinceros, a veces nuestros días están tan llenos que corremos el riesgo de olvidarnos de pesar nuestra comida, o simplemente de no hacerlo porque no tenemos tiempo o energía.

Afortunadamente, existe un truco para estimar el peso de los alimentos. Y para hacerlo, vamos a utilizar la mano.

En teoría, una ración de alimentos ricos en proteínas (carne, pescado, etc.) del tamaño de la palma de la mano debería rondar los 100 / 150 gramos. Una ración de alimentos ricos en hidratos de carbono (arroz, pasta) del tamaño de nuestro puño cerrado también rondaría los 100 / 150 gramos. Y por último, una porción de alimentos ricos en grasas (mantequilla, aceite) del tamaño de su pulgar es de unos 15/20 gramos.

Estas medidas son teóricas, ya que dependen del tamaño de nuestra mano, pero también de la densidad del alimento.

Para una estimación más precisa, simplemente corte un trozo de carne del tamaño de la palma de su mano (tenga en cuenta que el grosor debe ser casi idéntico) y péselo. Esto nos dará una estimación más precisa del peso equivalente de nuestra palma. A continuación, haga lo mismo pesando una cantidad de pasta o arroz del tamaño de su puño, y una cantidad de mantequilla o aceite del tamaño de su pulgar.

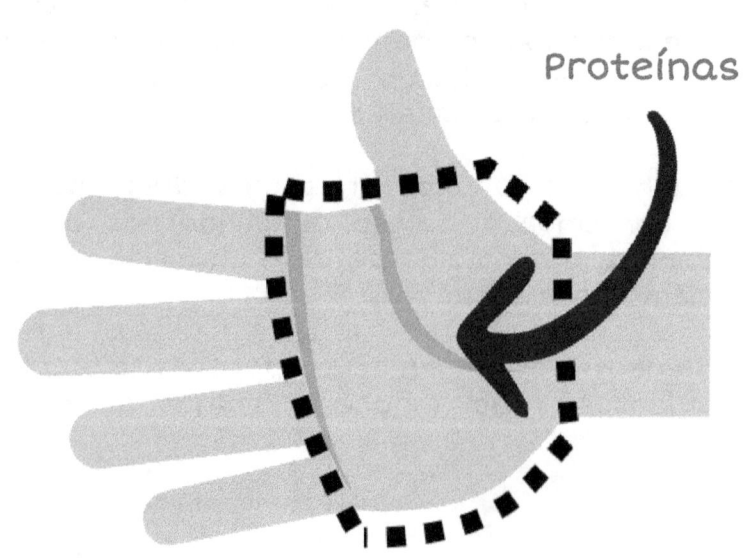
Proteínas

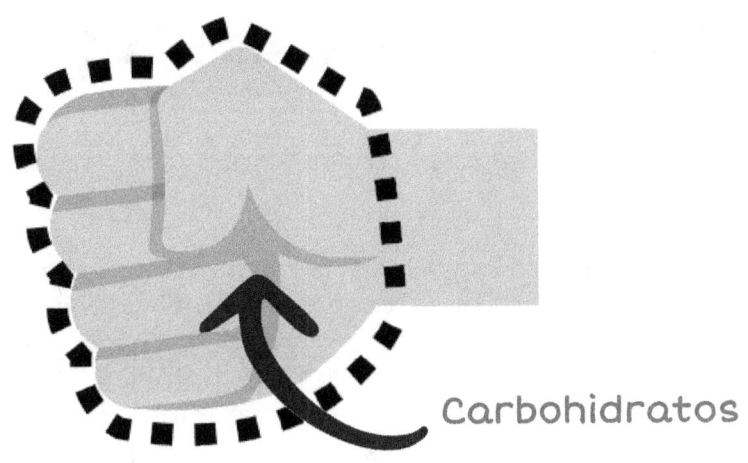
Carbohidratos

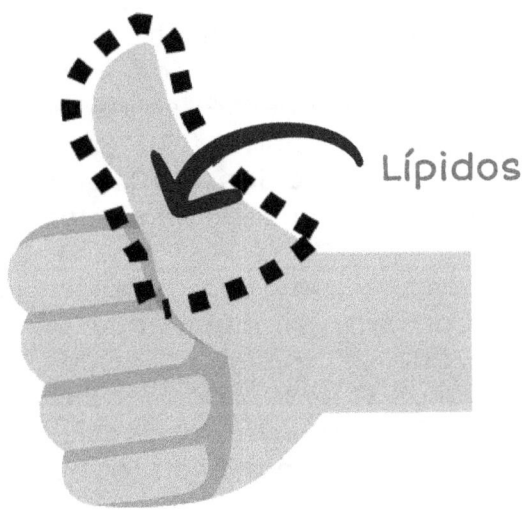
Lípidos

Ahora podemos calcular el peso de nuestros alimentos ¡sin sacar la báscula!

Intentemos calcular nuestra ingesta de calorías durante unos días, sin cambiar nuestros hábitos alimentarios. Comparémoslas con nuestra GET.

¿En cuántas Kcal estamos superando nuestra GET?

CALIDAD DE LOS ALIMENTOS

Ahora ya sabemos cómo calcular nuestro aporte energético diario.

Desde un punto de vista puramente cuantitativo, y en teoría, todo lo que tenemos que hacer es calcular nuestra ingesta calórica y reducir las cantidades que comemos para crear un déficit calórico. Pero a menos que el objetivo sea crear carencias y una sensación constante de hambre, esta reducción de la cantidad por sí sola no tiene realmente sentido.

Pongamos un ejemplo sencillo. Una hamburguesa comprada en un restaurante de comida rápida (250 gramos) tiene un valor energético de unas 450 Kcal. Una comida compuesta de pollo (100 gramos), arroz (100 gramos) y verduras cocidas (100 gramos) con aceite vegetal y yogur tiene casi el mismo valor energético.

Las hamburguesas son una fuente importante de hidratos de carbono simples, que tienen un índice glucémico elevado. También contiene una cantidad importante de grasas saturadas y aditivos alimentarios. Por otro lado, prácticamente no contiene fibra dietética y es relativamente baja en micronutrientes.

Un plato de pollo, arroz y verduras, servido con yogur, contiene muy poca grasa saturada, y los carbohidratos presentes (en menor cantidad que en una hamburguesa) tienen un índice glucémico más bajo. También hay más fibras y micronutrientes, y sólo el yogur puede contener algunos aditivos.

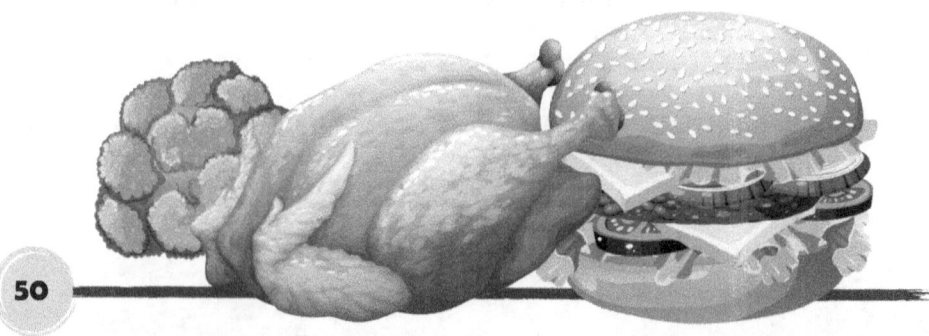

En conclusión, una hamburguesa y un plato de pollo/arroz/verduras tienen el mismo valor energético (450 Kcal) pero no tienen en absoluto el mismo valor nutricional.

¿Cuál de estas comidas cree que tiene más probabilidades de favorecer el almacenamiento de grasa? ¿Una hamburguesa o un plato de pollo?

Pongamos otro ejemplo. Una botella de cerveza de 33 cl vale unas 140 Kcal. Es el mismo valor energético que un plátano de 150 g. ¿Cree que la cerveza tiene el mismo valor nutritivo que un plátano?

Los valores calóricos son importantes, pero sólo son un indicador. En otras palabras, sí, hay que calcularlos o estimarlos, pero no son el único parámetro a tener en cuenta.

Esto nos lleva al aspecto cualitativo de nuestra dieta.

A veces, si tiene un ligero sobrepeso, basta con reajustar su dieta para hacerla más sana para desencadenar la pérdida de grasa.

Por ejemplo, sustituir alimentos demasiado ricos en hidratos de carbono simples por otros más sanos puede provocar un déficit calórico para la misma cantidad. 100 gramos de plátano valen una media de 90 Kcal, pero 100 gramos de galletas suelen valer más de 500 Kcal. En conclusión, sustituir las galletas por un plátano puede crear un déficit de más de 400 Kcal.

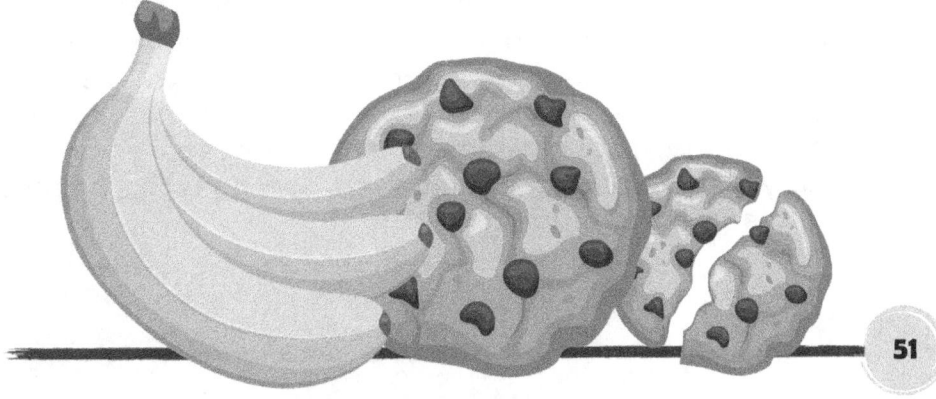

DÉFICIT CALÓRICO

Ahora que sabemos cómo calcular nuestra ingesta energética y somos conscientes de la importancia de la calidad de nuestros alimentos, veamos cómo crear un déficit calórico.

Como hemos visto, este déficit obligará a nuestro cuerpo a recurrir a nuestras reservas de grasa. Sin embargo, no se trata de hacer cualquier cosa de cualquier manera.

Si creamos un gran déficit calórico demasiado rápido, lo más probable es que nuestro cuerpo no reaccione muy bien. Nos sentiremos cansados, hambrientos y difíciles de controlar, y probablemente estaremos de mal humor. Esto es lo que provocan la mayoría de las dietas de hambre.

Por el contrario, si el déficit calórico es insuficiente, no perderemos nada de grasa.

Así que vamos a proceder por etapas.

Lo primero es crear un equilibrio entre nuestras necesidades energéticas y nuestro gasto energético. En otras palabras, nuestra ingesta de calorías debe ser igual a nuestro GET. Para ello, debemos adoptar una dieta sana y equilibrada y calcular nuestra ingesta diaria. También vamos a equilibrar nuestras raciones de macronutrientes (véase la página siguiente).

Esta primera etapa nos llevará más o menos tiempo, en función de nuestro punto de partida. El objetivo es el siguiente: En la primera semana, vamos a reducir nuestra ingesta de calorías en 200 Kcal al día. La segunda semana, reduciremos nuestra ingesta en otras 200 Kcal, y así sucesivamente hasta que nuestro aporte energético sea igual a nuestro GET.

Para la segunda etapa, vamos a crear un déficit calórico. También en este caso, la duración variará en función de su situación de partida y de su objetivo.

Durante las dos o tres primeras semanas, vamos a crear un déficit calórico de 150 a 300 Kcal al día. Por supuesto, siempre vigilaremos la calidad de nuestra alimentación.

Al final de este periodo, es el momento de hacer balance. Si hemos empezado a obtener resultados satisfactorios, podemos mantener este déficit tal cual.
Si los resultados no son satisfactorios (es decir, si hemos perdido muy poca grasa corporal), podemos volver a aumentar nuestro déficit de 100 a 200 Kcal.

Sin embargo, hay dos puntos a tener en cuenta: en primer lugar, perder peso lleva su tiempo. No puede esperar perder toda la grasa del vientre en 2 semanas. Es un proceso que requiere tiempo y paciencia. En segundo lugar, antes de volver a crear un déficit calórico, le invito a que lea la sección sobre actividad física (que también es una forma excelente de crear o aumentar un déficit calórico).

Para ayudarnos a llevar la cuenta de nuestra ingesta diaria, hay una tabla en blanco en el apéndice de este libro.

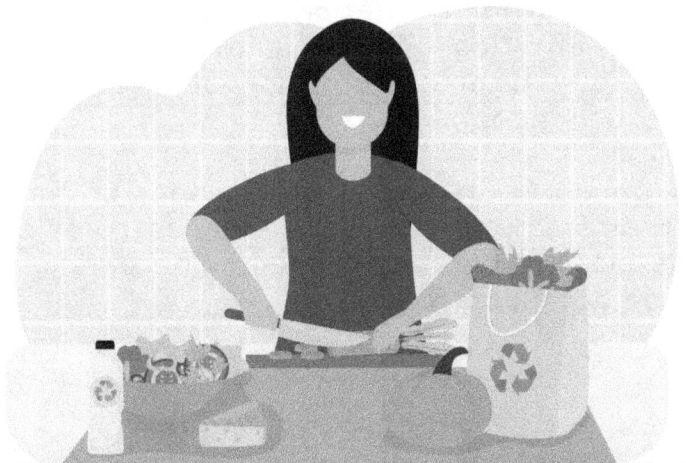

PROPORCIÓN DE MACRONUTRIENTES

Calcular la proporción adecuada de macronutrientes no es fácil. Hay que tener en cuenta multitud de parámetros, como el sexo y la edad, por ejemplo, pero también el objetivo (por ejemplo, perder peso) y la actividad física. Por último, nuestra morfología y nuestro metabolismo desempeñan un papel importante.

También debe saber que no existen fórmulas mágicas y que podemos encontrar proporciones muy diferentes (en Internet, por ejemplo) para un mismo objetivo.

Para alguien que no sea muy activo físicamente y quiera perder peso, utilizaríamos las siguientes proporciones:
Proteínas: 30 a 35 %
Carbohidratos: 45 a 50 %
Lípidos: 15 a 20 %

Las proteínas son importantes para el mantenimiento de los músculos, así que vamos a fomentarlas.

Los lípidos son importantes para el buen funcionamiento de las hormonas y las células. Sin embargo, tenga cuidado, ya que este grupo de macronutrientes tiene un aporte calórico bastante elevado.

Los carbohidratos son la principal fuente de energía de nuestro cuerpo. Por lo tanto, vamos a centrarnos en este grupo para crear un déficit calórico. También nos centraremos en los carbohidratos complejos y limitaremos al máximo los carbohidratos simples (alimentos azucarados).

En general, para afinar estas proporciones en función de nuestra situación, nos basaremos en nuestro objetivo (la cantidad de masa grasa que queremos perder) y nuestra intensidad de actividad física.

Para los deportistas, por ejemplo (incluso los nuevos deportistas), es posible aumentar la proporción de proteínas (10% como máximo), y disminuir la proporción de hidratos de carbono.

Ahora tenemos que convertir estas proporciones en gramos. Para ello, tendremos en cuenta nuestro objetivo calórico, es decir, el número total de calorías que debemos consumir al día. Este número será equivalente a nuestro GET si estamos en la fase de equilibrio, y menor que nuestro GET si estamos en la fase de déficit calórico.

He aquí cómo se calcula, utilizando una ingesta de 1800 Kcal y las siguientes proporciones:
Proteínas: 35%
Carbohidratos: 45%
Lípidos: 20%

Proteínas: 1800 X 35% = 630 Kcal
Carbohidratos: 1800 X 45% = 810 Kcal
Lípidos: 1800 X 20% = 360 Kcal

En este ejemplo, necesitaríamos consumir 630 Kcal de proteínas, 810 Kcal de hidratos de carbono y 360 Kcal de lípidos.

Es importante entender que debemos tener absolutamente en cuenta los macronutrientes, y no el peso total del alimento.

Por ejemplo, una porción de 100 gramos de salmón al vapor contiene 20 gramos de proteínas (o 80 Kcal), y 13 gramos de lípidos (o 117 Kcal).

Este método de descomponer los macronutrientes es, por tanto, relativamente preciso, pero también bastante complejo.

Vamos a ver otro método más sencillo, que es igual de eficaz para la mayoría de nosotros.

Esta es la distribución de la comida en nuestro plato.

Así que vamos a repartir la comida de la siguiente manera:
- 1/4 de fuentes de proteínas.
- 1/4 de fuentes de carbohidratos (complejos).
- 1/2 de verduras.

Esta es la base de la composición de nuestro almuerzo y cena.

A continuación, añadimos alimentos variados, repartidos entre el desayuno, la merienda y los postres: 1 ó 2 productos lácteos (al menos uno de los cuales debe ser fermentado, como el yogur o el queso), fruta y fuentes de grasas insaturadas (almendras, nueces). Por último, cocine con aceite vegetal (oliva, girasol).

Por supuesto, este desglose puede adaptarse a las actividades deportivas.

Por ejemplo, podemos aumentar ligeramente nuestra ración de proteínas y reducir la de hidratos de carbono.

También debemos intentar no reducir la proporción de verduras. Incluso podemos aumentarla si es necesario. Las verduras contienen fibra y micronutrientes, y son poco energéticas. Comer una gran cantidad de verduras también le hará sentirse más saciado.

Sin embargo, este método no significa que no necesite calcular su ingesta calórica para ajustar las cantidades que come.

Si seguimos esta composición dietética y controlamos nuestra ingesta de calorías, estaremos en el buen camino para perder grasa corporal.

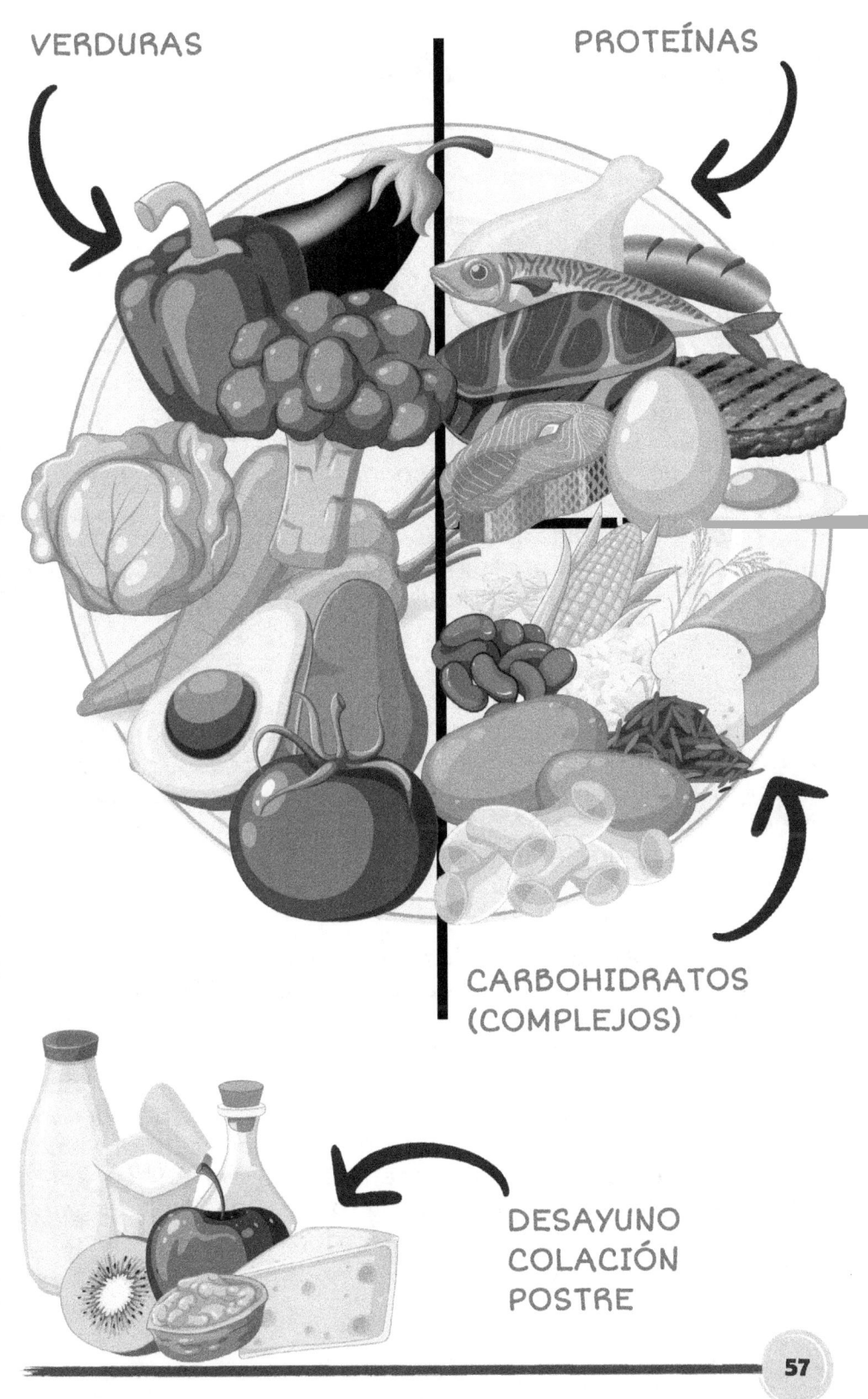

LAS REGLAS IMPORTANTES

Ahora que sabemos cómo gestionar la composición de nuestros alimentos, he aquí algunas reglas a seguir.

Proteínas

Lo mejor es comer tanto proteínas animales como vegetales. Las proteínas animales son más completas (aminoácidos) pero a menudo contienen ácidos grasos saturados. Las proteínas vegetales contienen menos aminoácidos, pero también muy pocos ácidos grasos saturados. Así que debemos diversificar nuestras fuentes de proteínas (carne, pescado, cereales, legumbres, etc.).

Para los vegetarianos, los huevos y los productos lácteos contienen proteínas animales adecuadas para esta dieta. Los veganos deben diversificar al máximo sus fuentes de proteínas.

Lípidos

Es importante limitar las grasas saturadas (carnes grasas, mantequilla, pasteles y otros productos industriales). Favorezca las grasas insaturadas de origen vegetal. También es preferible la carne magra, con un contenido en grasa inferior al 10%.

Carbohidratos

Los carbohidratos simples, es decir, los alimentos azucarados, deben reducirse al mínimo. Por lo tanto, hay que reducir al máximo el consumo de pasteles (sobre todo industriales), dulces, refrescos, etc.

Recomendamos dar preferencia a los carbohidratos complejos, que tienen un índice glucémico más bajo, y en particular a los alimentos integrales como los cereales integrales o los productos elaborados con harina integral. Estos alimentos contienen más fibra y favorecen la saciedad.

Sin olvidar...

Limite drásticamente el alcohol, que proporciona un gran aporte energético y tiene reconocidos riesgos para la salud. Limite también las bebidas azucaradas (zumos de frutas, siropes, refrescos), y no olvide incluirlas en sus ratios de macronutrientes y calorías ingeridas.

Beba suficiente agua, entre 1 y 2 litros al día. El agua hidrata nuestro cuerpo y ayuda a regular nuestra temperatura. Es esencial para que nuestro organismo funcione correctamente. También facilita el tránsito intestinal.

Planifique sus comidas con antelación para evitar hacer elecciones alimentarias impulsivas. Esto también le permitirá tomarse el tiempo necesario para calcular el contenido energético de sus alimentos.

No olvide los micronutrientes, la fibra y los probióticos, consumiendo verduras, fruta y productos lácteos.

Limite los platos y alimentos procesados, que a menudo contienen aditivos alimentarios, así como cantidades importantes de ácidos grasos saturados y azúcar. Leer las etiquetas de este tipo de productos le ayudará a elegir mejor.

Diversifique sus menús. Esto evita una dieta monótona.

Tómese su tiempo para comer, a ser posible sin distracciones externas (como la televisión, por ejemplo).

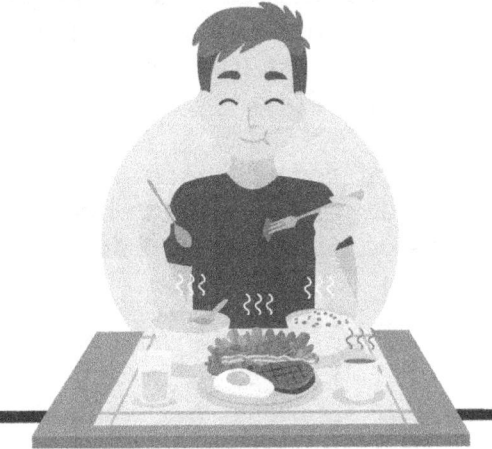

¿Y SI TENGO HAMBRE?

Reequilibrar su dieta siempre requiere esfuerzo. A veces nuestro cerebro nos animará a romper las reglas... pero no debemos ceder.

Pongamos un ejemplo para ilustrarlo. El azúcar tiene un efecto adictivo en nuestro cerebro. Cuando comemos un alimento con un alto contenido en azúcar, nuestro cuerpo segrega dopamina, que algunos científicos llaman «la molécula del placer». En términos sencillos, nuestro cerebro interpreta el azúcar como una recompensa. Por lo tanto, considera que necesita azúcar con frecuencia. Pero nuestro cuerpo no necesita azúcar. Éste es sólo un ejemplo entre muchos para demostrar que lo que ansiamos no es necesariamente lo que necesitamos.

Pero es perfectamente normal sentir el impulso de comer fuera de las comidas, engullir unos trozos de chocolate o tener antojo de un gran trozo de tarta como tentempié. Es normal, pero tenemos que luchar contra estos antojos, que probablemente arruinarán nuestros esfuerzos y tendrán un efecto perjudicial en nuestra pérdida de grasa.
Y no olvidemos pensar en nuestro objetivo, que será una fuente de motivación para luchar contra nuestros impulsos.

Así que lo primero que hay que hacer es preguntarnos si realmente tenemos hambre o si es sólo un capricho de nuestro cerebro. Para ello, intentamos desviar la atención de nuestro cerebro.

Por ejemplo, podemos concentrarnos en nuestro trabajo o en un programa de televisión (¡sobre todo que no sea de cocina!). ¿Y por qué no tener una sesión de relajación?

También podemos mantener las manos ocupadas (ahora es el momento de hacer un puzzle), o hacer algo físico (practicar deporte, cortar el césped...).

Si eso no es suficiente, intente engañar a su cerebro mascando chicle. Para evitar que esto tenga el efecto contrario, lo mejor es tomar un chicle con sabor a menta (evite los sabores afrutados) sin azúcar. Otro consejo es cepillarse los dientes. Esto envía una señal al cerebro de que ya no es hora de comer... ¡Y es bueno para los dientes!

Si después de 10 o 15 minutos seguimos teniendo esas ganas incontrolables de comer, podemos probar a beber un gran vaso de agua, té o café (preferiblemente con poco o nada de azúcar).

Si las ganas no desaparecen, es probable que el hambre sea real. Pero ¡no es cuestión de sacar el paquete de galletas! Podemos comer una manzana (50 Kcal), un plato de sopa de verduras (unas 100 Kcal) o un huevo duro (75 Kcal). Estos alimentos tienen un importante efecto saciante.

Si a menudo sentimos hambre fuera de las comidas, probablemente tendremos que reajustar nuestras cantidades de alimentos, sin aumentar nuestra ingesta energética.

Para ello, podemos aumentar nuestra ración de verduras y aumentar la proporción de alimentos integrales en nuestra ingesta de carbohidratos.

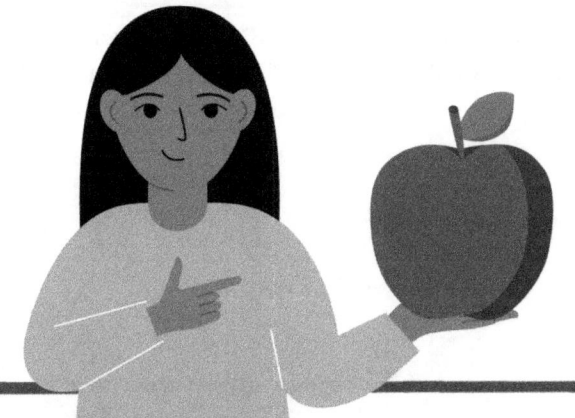

LAS CHEAT MEALS

Las cheat meals son comidas en las que nos permitimos algunos placeres y transgresiones. Deben considerarse como una válvula de seguridad, un momento en el que podemos darnos un capricho sabroso sin preocuparnos demasiado por el aporte energético.

Pero cuidado, una cheat meal debe respetar ciertas reglas para no arruinar nuestros esfuerzos dietéticos.

- Se trata de una comida o tentempié único. Nunca haga más de una cheat meal a la semana.

- Debe ser planificada. No puede decidir simplemente hacer una cheat meal porque ha visto un magnífico pastel en el escaparate de una tienda.

- Tiene que estar controlada. Aunque nos excedamos en la ingesta de calorías y no respetemos nuestras proporciones de macronutrientes, eso no es motivo para hacer cualquier cosa.

- No es obligatorio. Si hemos planeado una cheat meal para esta noche pero no nos apetece, ¡no pasa nada! Ya haremos una dentro de unos días.

Por último, una vez más, no todos somos iguales cuando se trata de estas desviaciones dietéticas. Así que es importante ser consciente de las repercusiones.

Las reglas de la «cheat meal» también se aplican a los pequeños placeres que podemos permitirnos con más regularidad.

Es perfectamente posible, por ejemplo, comer un poco de chocolate cada día, siempre que sea razonable tanto en cantidad como en calidad. Es preferible que elija chocolate negro con un contenido razonable de azúcar.

Por supuesto, debe tener en cuenta el contenido calórico en su total diario, y evitar la acumulación de ciertos nutrientes.

El chocolate, por ejemplo, contiene azúcar. Por lo tanto, debe evitar cualquier otro alimento con demasiado azúcar durante el día.

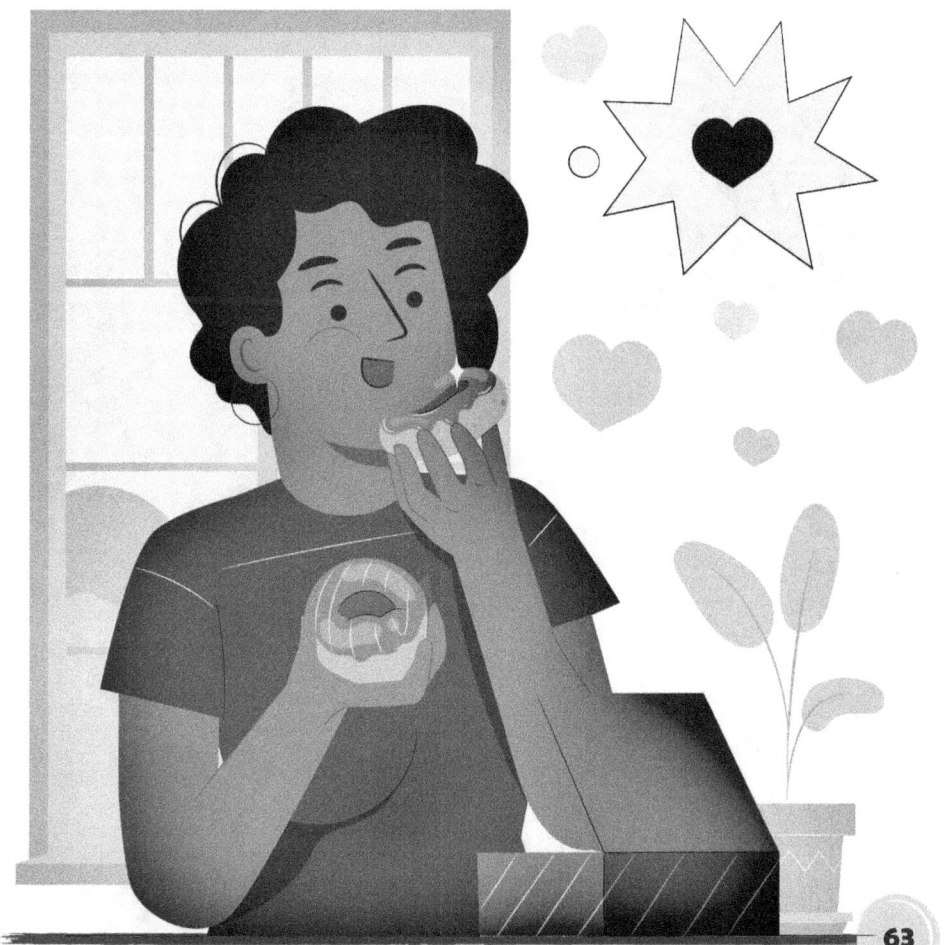

ACTIVIDAD FÍSICA

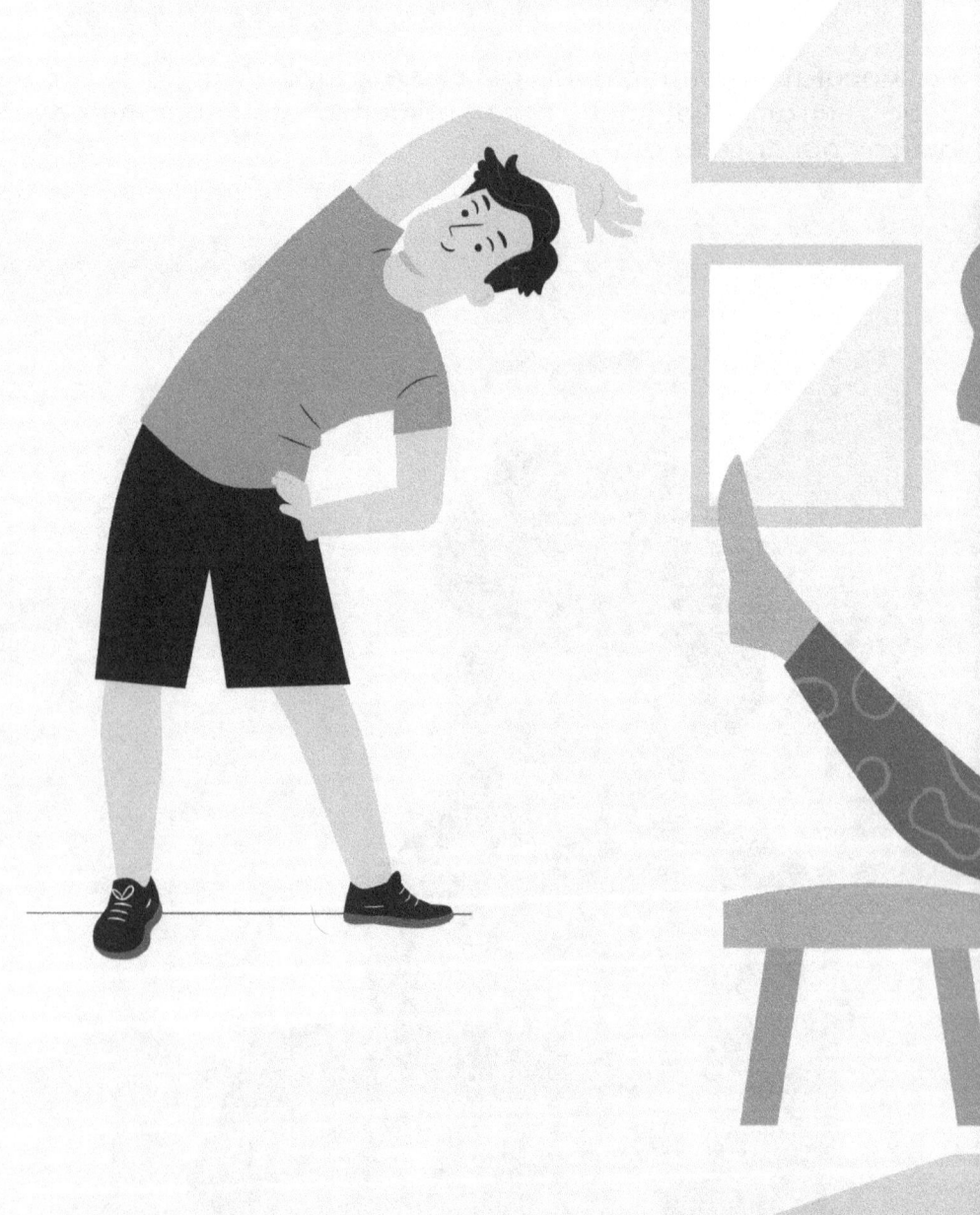

Al igual que nuestra alimentación, la actividad física tiene un gran impacto en nuestra salud.

En esta sección, veremos varios ejercicios que podemos hacer para tonificar nuestros músculos abdominales y corregir nuestra postura.
También estudiaremos la actividad física desde el punto de vista del gasto energético, y comprenderemos el impacto del sueño y el estrés en la acumulación de grasa.

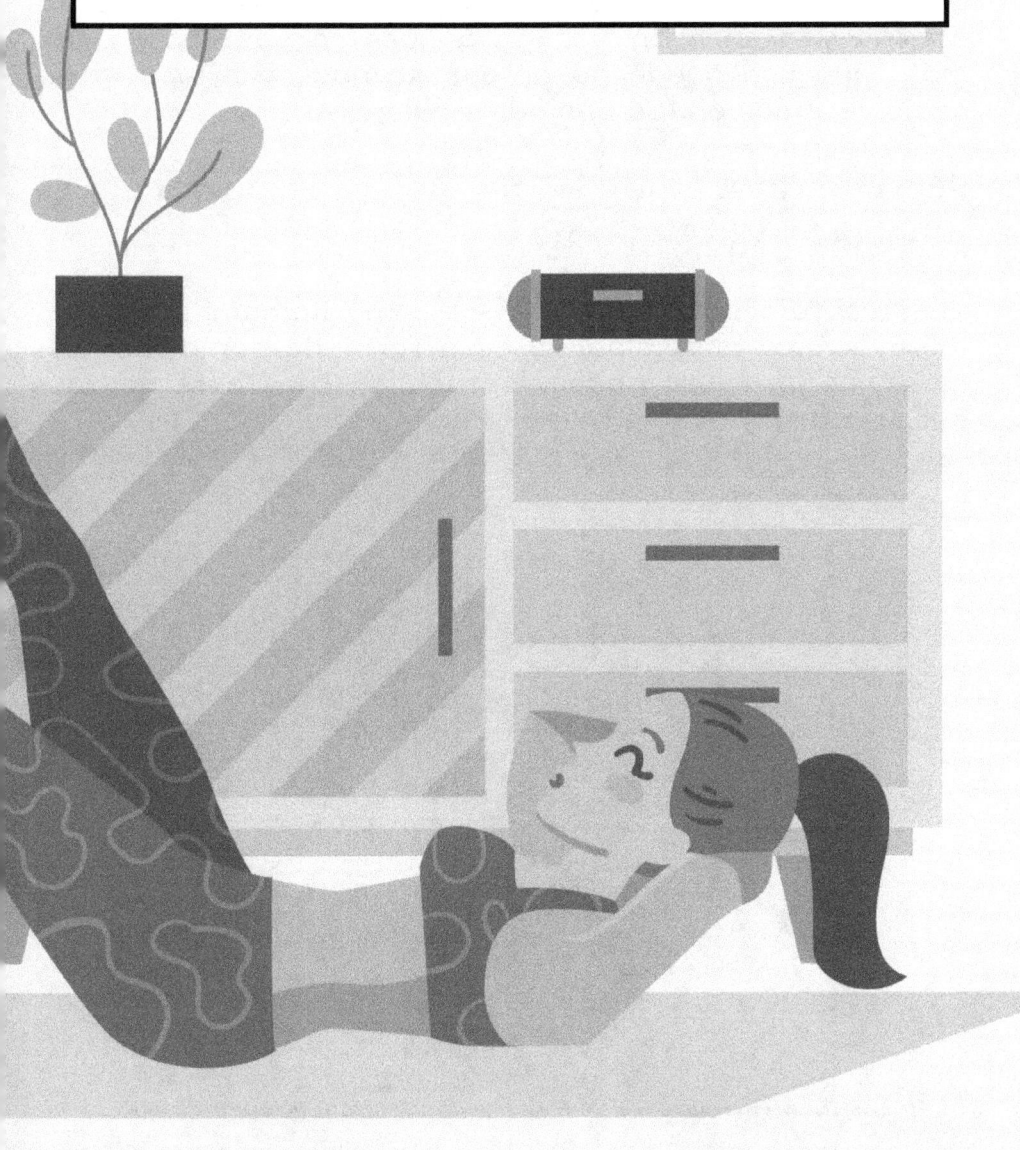

MÚSCULOS ABDOMINALES

Los músculos abdominales son un grupo muscular muy importante.

Por supuesto, en lo primero que pensamos es en la estética. Muchos soñamos con tener unos músculos abdominales visibles (el famoso six-pack).

Pero es importante comprender que el papel de los abdominales va mucho más allá de la estética, ya que contribuyen en gran medida a nuestra postura... Y una mala postura puede hacer que se nos note la barriga, como veremos en las páginas siguientes.

Pero empecemos por ver los diferentes músculos abdominales.

Nuestra faja abdominal (así es como llamamos a todos los músculos abdominales) está formada por diferentes músculos: el recto abdominal, los oblicuos externos, los oblicuos internos y el transverso.

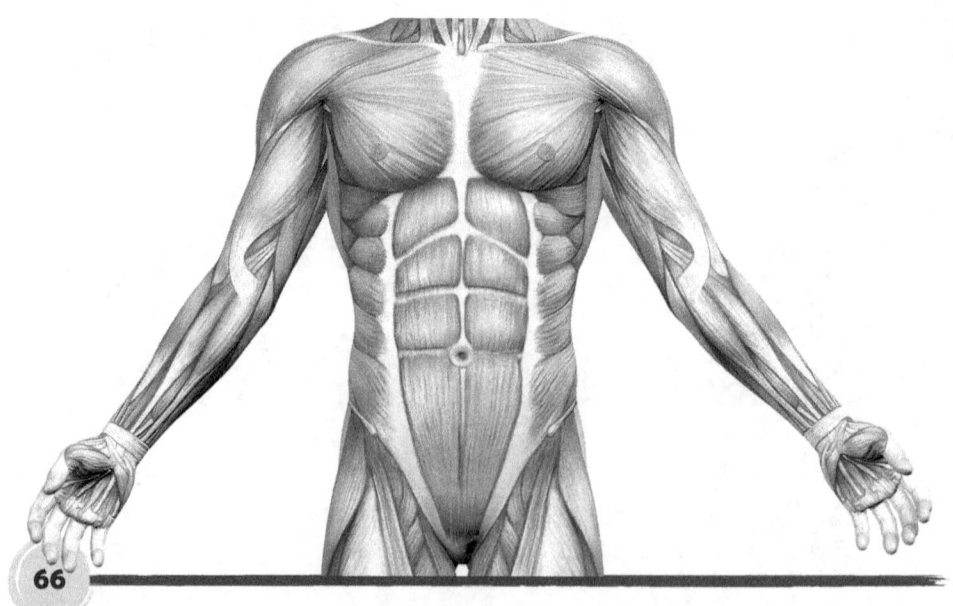

1. **El recto abdominal:** Es el músculo más evidente, situado en la parte delantera del abdomen. Su función principal es inclinar el tronco hacia delante.
2. **Los oblicuos externos:** Son músculos superficiales situados a ambos lados del abdomen. Permiten la inclinación y rotación del tronco.
3. **Los oblicuos internos:** Estos músculos están situados lateralmente, por debajo de los oblicuos externos, y también permiten la flexión y rotación del tronco.
4. **El transverso:** Este músculo profundo actúa como un corsé para mantener las vísceras en la cavidad abdominal. Es el músculo más importante para conseguir un vientre plano.

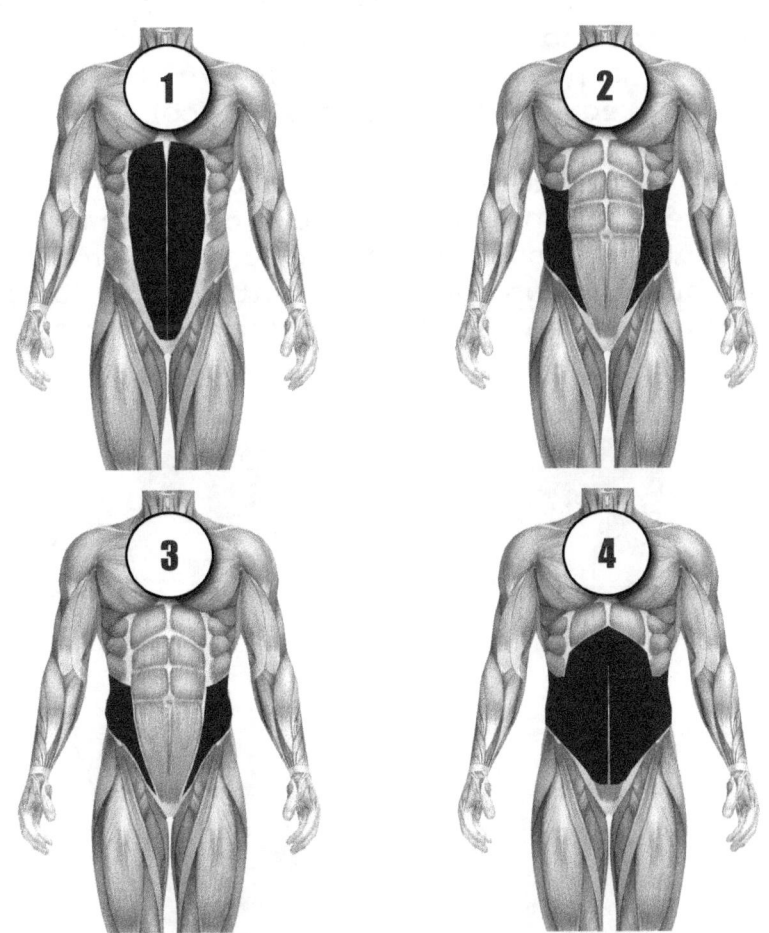

POSTURA DE LA ESPALDA

Como acabamos de ver, perder grasa abdominal no basta para conseguir un vientre plano. Nuestras vísceras ejercen presión sobre nuestra pared abdominal, y si nuestros músculos no están lo suficientemente tonificados, no pueden luchar contra esta presión. En este caso, nuestro vientre se vuelve flácido y redondo.

Nuestra postura general también tiene un gran impacto en la relajación muscular de nuestro vientre. Esto también es cierto en el otro sentido: La relajación muscular del vientre repercutirá en nuestra postura general.

En lo que a nosotros respecta, vamos a fijarnos en la curvatura anormal de nuestra columna vertebral (aparte, por supuesto, de cualquier malformación o patología que requiera tratamiento médico).

Existen dos tipos principales de curvatura:
1. Una acentuación de la curvatura de la parte baja de la espalda, conocida como hiperlordosis lumbar.
2. Una acentuación de la curvatura de la parte superior de la espalda (entre los omóplatos), conocida como hipercifosis torácica.

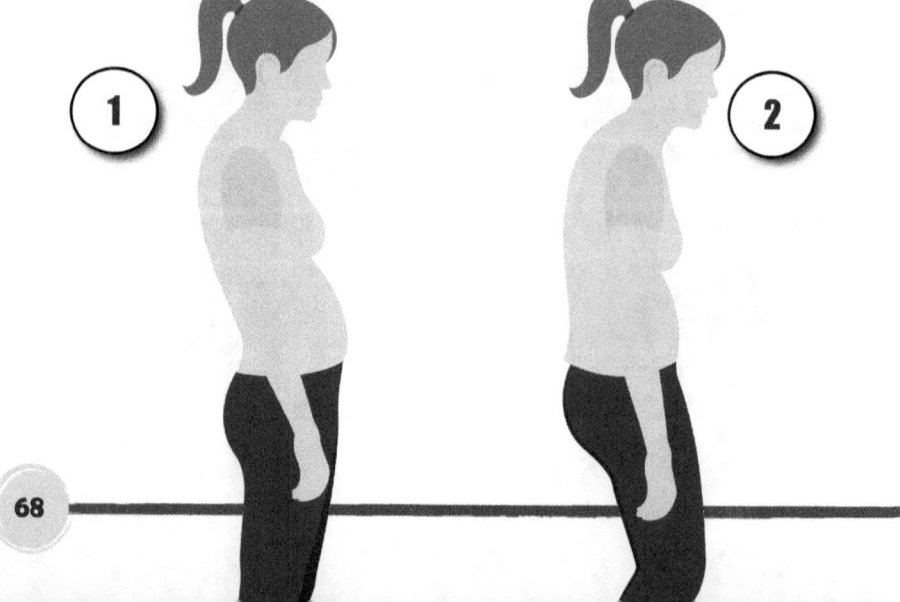

Como podemos ver, estos problemas de postura tienden a hacer que nuestros estómagos destaquen.

Por supuesto, tonificar nuestros músculos abdominales tendrá un efecto beneficioso en nuestra postura, pero eso no es suficiente.

También tenemos que fortalecer los músculos de nuestra espalda, ya que también desempeñan un papel muy importante en el mantenimiento de una buena postura.

Vamos a centrarnos en los músculos profundos que sostienen nuestra columna vertebral.

Pero antes de hacer nada más, empecemos por adoptar algunos buenos hábitos posturales.

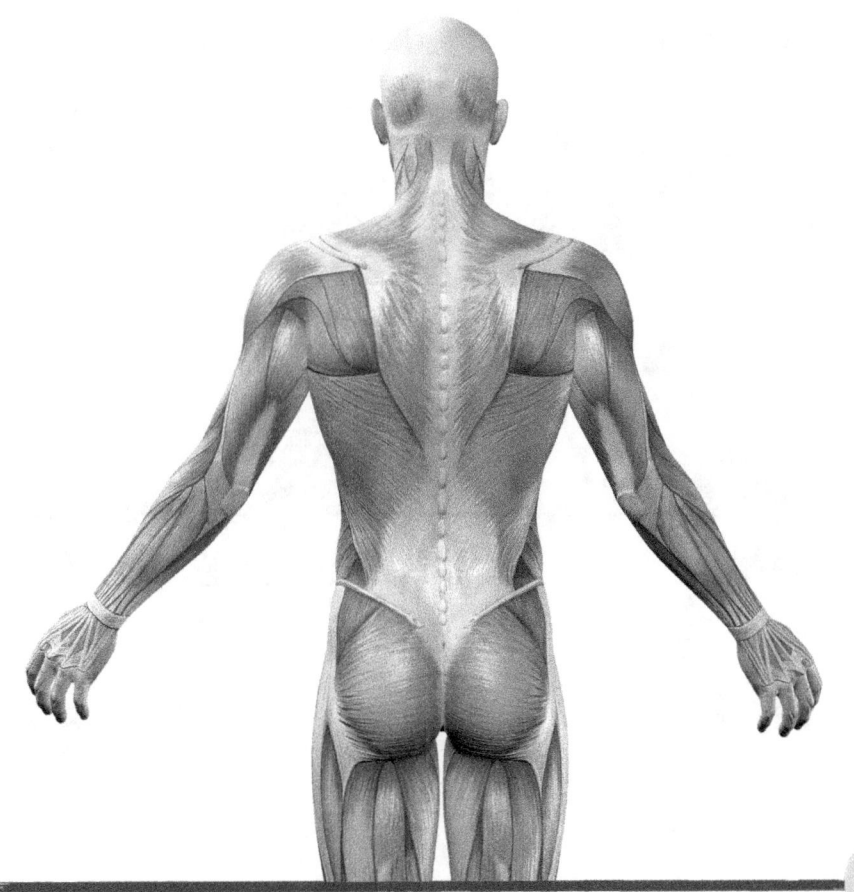

Muy a menudo, son nuestros malos hábitos diarios los que conducen a una mala postura.

Por ejemplo, con demasiada frecuencia nos sentamos encorvados delante del ordenador. Lo mismo ocurre cuando miramos el teléfono durante horas y horas.

En el caso de las mujeres, los zapatos de tacón alto tienden a clavarse en la zona lumbar.

Así que lo primero que hay que hacer para mejorar nuestra postura es cambiar nuestros hábitos:

- Póngase de pie y siéntese recto. Mantenga los hombros hacia atrás y la cabeza erguida (para evitar encorvarse).

- Utilice zapatos sin tacón siempre que sea posible.

- Equilibre su peso. Cuando esté de pie, esto significa distribuir su peso uniformemente sobre ambas piernas. Al sentarse, evite cruzar las piernas y no se incline hacia la izquierda o la derecha.

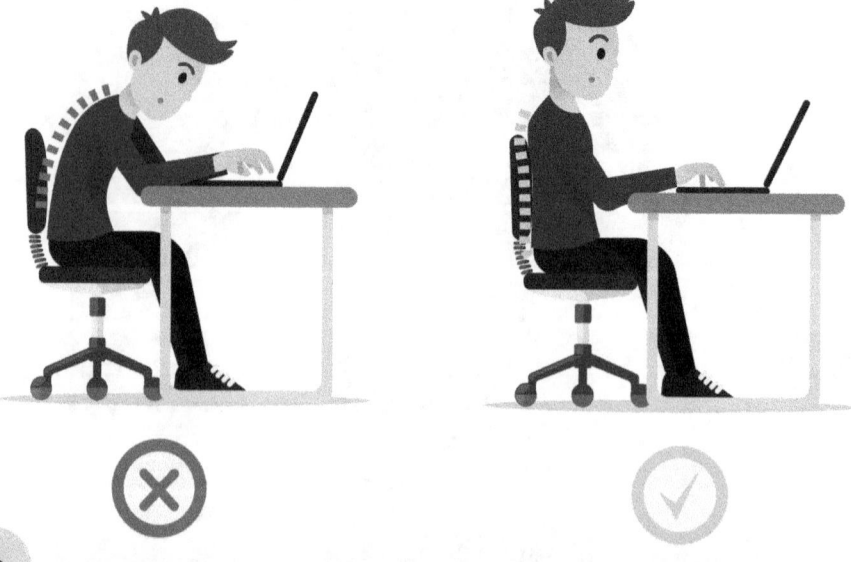

También hay que tener en cuenta que una mala postura puede tener consecuencias para nuestra salud y provocar, entre otras cosas:
- Dolores de cabeza.
- Dolores lumbares, de espalda o de cuello.
- Reducción de la capacidad pulmonar.
- Problemas digestivos.
- Deterioro de la circulación sanguínea.

Por supuesto, no todo el mundo tiene problemas de postura. Algunos de nosotros podemos tener una postura ejemplar. Sin embargo, estamos en proceso de conseguir un vientre plano, por lo que necesitamos hacer algunos ejercicios para tonificar nuestros músculos abdominales.

Los músculos de la espalda son antagonistas de nuestros músculos abdominales, y viceversa.
Esto significa que cuando nuestros músculos abdominales se contraen, los músculos dorsales (músculos antagonistas) se estiran. A la inversa, cuando nuestros músculos de la espalda se contraen, nuestros músculos abdominales se convierten en los antagonistas y se estiran a su vez.

Para evitar crear un desequilibrio, necesita tonificar tanto los músculos abdominales como los de la espalda.

¡Es hora de ponernos el equipo deportivo!

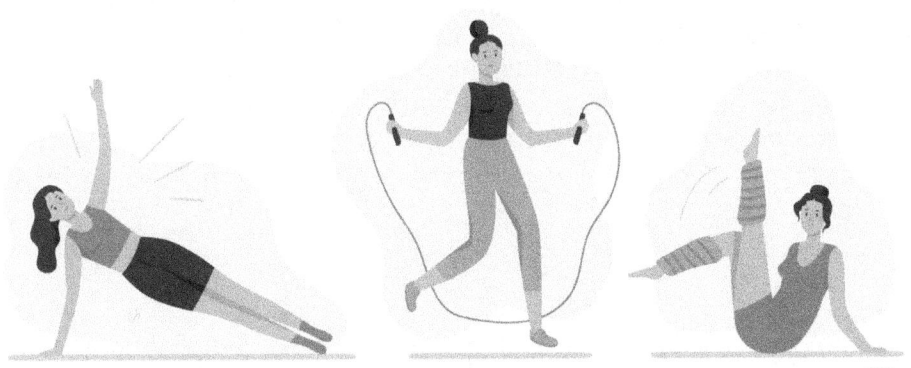

TONIFICAR EL VIENTRE Y LA ESPALDA

Existen multitud de ejercicios para desarrollar y tonificar los músculos abdominales y de la espalda.

En las páginas siguientes veremos algunos de ellos. Se trata de ejercicios básicos y sencillos que cualquiera puede hacer. No se necesita ningún equipamiento, aparte de una esterilla de gimnasia o de yoga.

Es posible crear sesiones más completas, por ejemplo con equipamiento (pesas, elásticos) o con otros ejercicios. En este caso, ¡Internet es su amigo! Existe un gran número de sitios con vídeos instructivos muy bien realizados.

Esta sección está dirigida principalmente a las personas que no practican ninguna (o muy poca) actividad física y que carecen de tono abdominal. Sin embargo, quienes ya practiquen algún tipo de deporte podrán encontrar información que les ayude a mejorar su entrenamiento o a completar sus sesiones.

Los ejercicios se dividen en 5 categorías: Abdominales transversos, oblicuos, rectos abdominales, estiramientos de la espalda y músculos de la espalda.

Como recordatorio, trabajar los músculos abdominales tonificará los músculos abdominales. Nuestra prioridad es centrarnos en el músculo transverso del abdomen, que desempeña un papel fundamental en el mantenimiento de un vientre plano. Esto tendrá el efecto de sostener mejor nuestras vísceras, reducir la circunferencia de nuestro vientre y, por lo tanto, ayudarnos a alcanzar nuestro objetivo final (un vientre plano).

Trabajar los músculos de la espalda tendrá un efecto complementario, ayudando a mantener el cuerpo en una mejor posición y a mejorar la postura.

Para lograr resultados eficaces, haremos al menos tres ejercicios para el transverso abdominal, un ejercicio para los oblicuos, un ejercicio para el recto abdominal y un ejercicio para los músculos de la espalda. Por último, también le aconsejo que haga un ejercicio de estiramiento de la espalda, sobre todo si tiene problemas posturales o tensión en la espalda.

Lo ideal es que hagamos una serie de ejercicios. Haremos una serie de ejercicios, uno tras otro, y luego descansaremos 2 ó 3 minutos. Luego haremos una segunda serie, seguida de una tercera (de nuevo con un descanso entre cada serie).

Para algunos ejercicios, debemos mantener una posición durante el mayor tiempo posible. Lo ideal es entre 1 y 2 minutos, pero para los principiantes, 30 segundos es un buen objetivo.

Una sesión dura entre 20 y 30 minutos. Haremos al menos una sesión cada dos días, y si podemos, una sesión al día.

Para los principiantes, seguiremos estas pautas:
- Lleve siempre ropa adecuada (por ejemplo, deportiva).
- Haga los ejercicios en un lugar tranquilo y templado.
- Realice movimientos controlados, sin prisas.
- No coma menos de una hora antes del entrenamiento.
- Manténgase regularmente hidratado, sin excesos.

EL TRANSVERSO

LA PLANCHA
Colóquese como se muestra, con los codos en el suelo. Contraiga los músculos abdominales y mantenga la espalda recta. Mantenga esta posición el mayor tiempo posible.

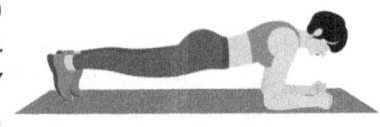

Si tiene los hombros tensos, realice este ejercicio con las manos en el suelo y los brazos estirados.

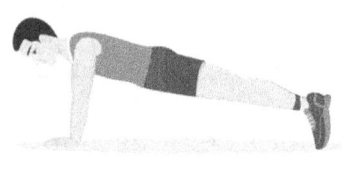

LA PLANCHA LATERAL
Túmbese de lado, apoyándose en el codo. El codo opuesto apunta hacia el cielo. Levante las caderas. Su cuerpo debe estar recto (cabeza, caderas y pies alineados). Mantenga la posición y luego cambie de lado. Es importante mantener la posición durante el mismo tiempo en cada lado.

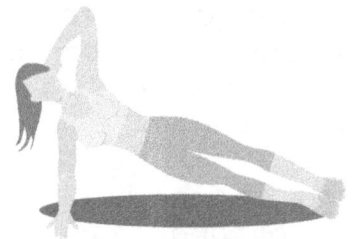

ELEVACIONES DE PIERNAS
Túmbese boca arriba con los brazos a los lados. Contraiga los músculos abdominales y eleve lentamente las piernas lo más alto posible, manteniéndolas rectas. Bájelas suavemente, manteniendo los músculos abdominales contraídos. Haga tantas repeticiones como pueda.

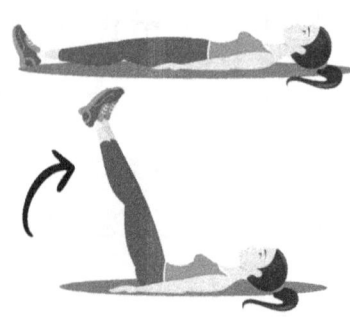

FORTALECIMIENTO EN UNA SILLA

Siéntese en una silla, inclinándose ligeramente hacia atrás. Su espalda debe estar recta y apoyada en el respaldo. Coloque las manos como se muestra en la imagen. Contraiga los músculos abdominales y estire las piernas en posición horizontal. Aguante todo el tiempo que pueda.

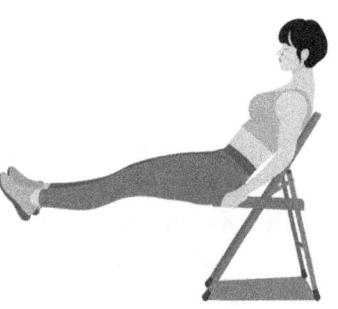

LAS TIJERAS

Túmbese boca arriba con los brazos a los lados y la cabeza ligeramente levantada. Mantenga las piernas rectas durante todo el ejercicio. Contraiga los músculos abdominales y levante los pies del suelo. Eleve una pierna a unos 35° (como se muestra en la imagen) y luego bájela mientras eleva la otra pierna. Mantenga un ritmo constante y haga tantas repeticiones como pueda.

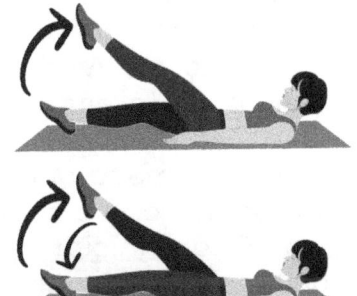

STOMACH VACUUM

Túmbese boca arriba y espire completamente, contrayendo los músculos abdominales. Aguante la respiración y tire del estómago hacia dentro todo lo que pueda, como si quisiera que su ombligo tocara su columna vertebral. Mantenga la contracción unos segundos y relájese. Repita el ejercicio al menos 10 veces.

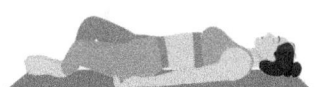

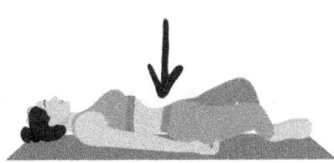

LOS OBLICUOS

PLANCHAS LATERALES CON ROTACIÓN

Colóquese en posición de plancha lateral. Luego baje el codo hacia la mano (en el suelo), mientras curva el torso. Vuelva a la posición inicial y repita tantas veces como pueda.
Cambie de lado y haga el mismo número de repeticiones.

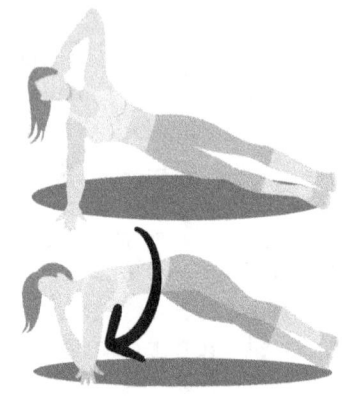

CRUJIDOS (CRUNCH) OBLICUOS

Túmbese boca arriba con las manos a la altura de las orejas. Levante ligeramente los talones del suelo. Levante la parte superior de la espalda y lleve una de las rodillas hacia el pecho, girando de modo que la rodilla y el codo opuestos se toquen. Vuelva a la posición inicial y alterne los movimientos (rodilla izquierda/codo derecho, y viceversa).

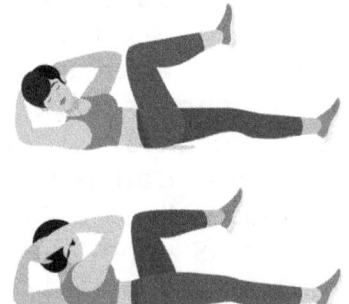

MOUNTAIN CLIMBER CRUZADO

Colóquese en posición de plancha, apoyándose en las manos con las piernas estiradas. Lleve la rodilla derecha hacia el codo izquierdo y vuelva a la posición inicial. Luego lleve la rodilla izquierda hacia el codo derecho. Haga tantas repeticiones como pueda, manteniendo un ritmo constante.

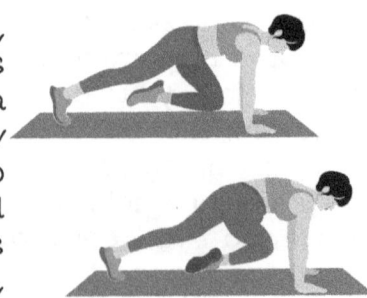

PLANCHA GIRATORIA

Colóquese en posición de plancha, apoyándose en los codos.
Contraiga los músculos abdominales y mantenga la espalda recta. Gire lentamente las caderas hacia un lado, luego hacia el otro, y así sucesivamente. Haga tantas repeticiones como pueda.

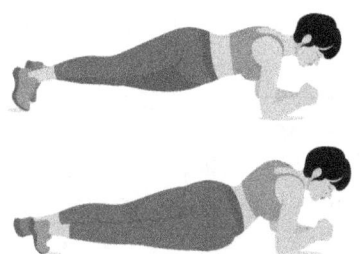

RUSSIAN TWIST

Siéntese en el suelo e incline la espalda ligeramente hacia atrás. Estire los brazos hacia delante, junte las manos y levante ligeramente los pies. Gire el torso de forma que las manos pasen de un lado a otro de las rodillas. Repítalo durante todo el tiempo que pueda.
Si el ejercicio le resulta demasiado difícil, apoye los pies en el suelo.

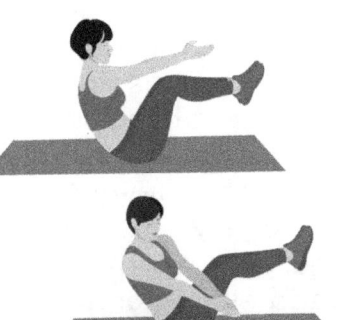

TOQUE DE TOBILLO

Túmbese boca arriba, doble las piernas y levante ligeramente el torso del suelo. Estire los brazos hacia los tobillos, luego incline el torso hacia la derecha para tocarse el tobillo derecho. Vuelva a la posición inicial, luego haga lo mismo del otro lado, y así sucesivamente. Haga tantas repeticiones como le sea posible.

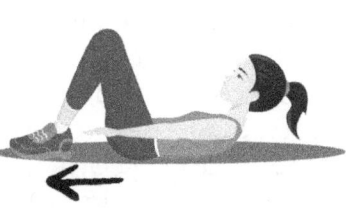

EL RECTO ABDOMINAL

CRUJIDOS

Túmbese boca arriba con las piernas flexionadas y los pies en el suelo. Coloque las manos a la altura de las orejas y levante el torso del suelo. Vuelva a la posición inicial y repita tantas veces como pueda.

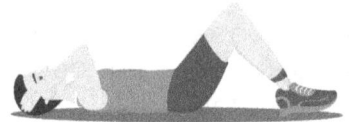

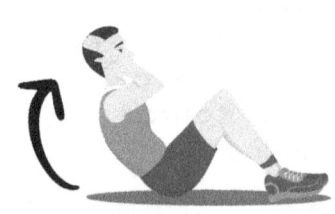

CRUJIDOS CON LOS PIES LEVANTADOS

Se trata de una variación del ejercicio anterior.
La posición inicial es idéntica. Entonces levante los pies del suelo y lleve las rodillas ligeramente hacia el pecho con cada elevación.
Haga tantas repeticiones como pueda.

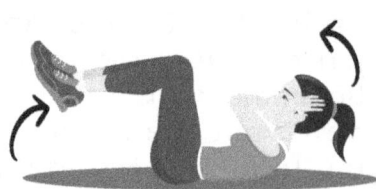

CRUJIDOS INVERSOS

Túmbese boca arriba y levante los pies del suelo, doblando las piernas a 90°. Coloque los brazos a los lados. Lleve las rodillas hacia la cara, contrayendo los músculos abdominales. Tenga cuidado de no ayudarse demasiado con los brazos. Vuelva a la posición inicial y repita tantas veces como pueda.

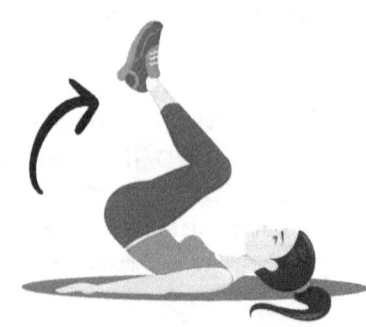

CRUJIDOS « CARTERA »

Túmbese boca arriba, con las piernas estiradas, los brazos estirados detrás de la cabeza y las manos entrelazadas.

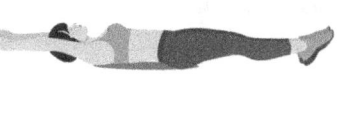

Contraiga los músculos abdominales y eleve simultáneamente los brazos y las piernas, manteniéndolos rectos. Mantenga la posición durante 2 ó 3 segundos y vuelva a la posición inicial. Repita el movimiento al menos 10 veces.

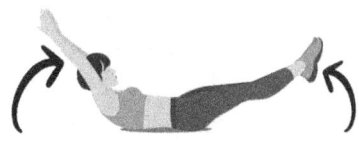

ESTIRAMIENTOS DE LA ESPALDA

LA VACA Y EL GATO
Este ejercicio procede del yoga.

Póngase a cuatro patas. Inhale mientras arquea la espalda y levanta la cabeza hacia arriba. Exhale, inclinando la pelvis hacia abajo y redondeando la columna vertebral. Lleve la barbilla hacia el pecho y meta el estómago. Repítalo al menos 10 veces.

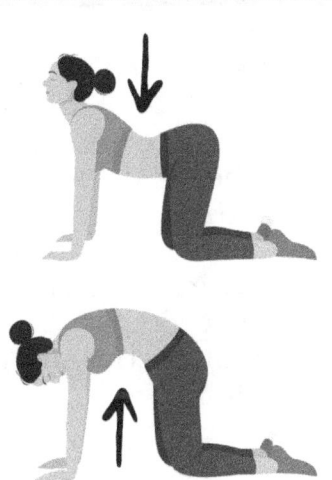

EL ESFINGE Y LA COBRA
Otro ejercicio de yoga.

Para el esfinge: Túmbese boca abajo. Coloque los codos bajo los hombros y junte las piernas. Inhale, elevando ligeramente la parte superior del cuerpo, y exhale, soltando suavemente. También puede cambiar a la posición de la cobra: al inhalar, estire los brazos y, al exhalar, apoye los codos en el suelo.

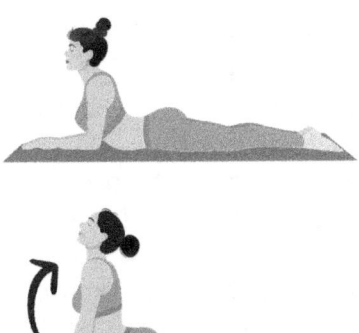

LA ESPALDA

AVE PERRO

Póngase a cuatro patas, con la espalda recta, y enfunde los músculos abdominales. Levante un brazo y la pierna opuesta. Vuelva a la posición inicial e invierta el movimiento.
Haga al menos 10 repeticiones a cada lado.

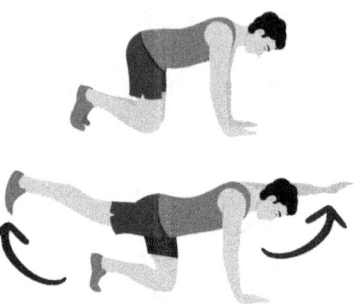

EL NADADOR

Túmbese boca abajo. Extienda los brazos hacia delante y separe ligeramente las piernas. Levante la cabeza y levante ligeramente los brazos y las piernas del suelo. Levante un brazo y la pierna contraria. Vuelva a la posición inicial e invierta el movimiento. Haga al menos 10 repeticiones a cada lado.

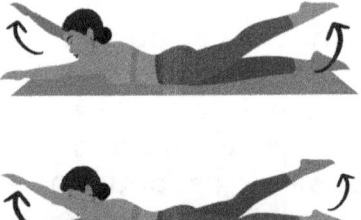

HIP TRUST

Túmbese boca arriba con los brazos a los lados y las piernas flexionadas. Contraiga los músculos abdominales y levante las caderas del suelo, empujando ligeramente sobre los talones. Mantenga la posición de 2 a 3 segundos y suéltela. Haga al menos 10 repeticiones.

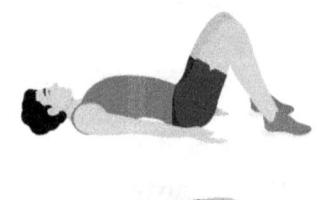
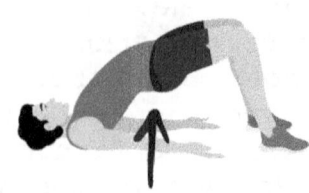

SQUATS

Póngase de pie con los pies separados a la anchura de los hombros. Contraiga los músculos abdominales.
Baje lentamente, con los brazos extendidos, doblando el torso y manteniendo la espalda recta. Vuelva a subir lentamente, empezando por elevar el torso.
Haga al menos 10 repeticiones.

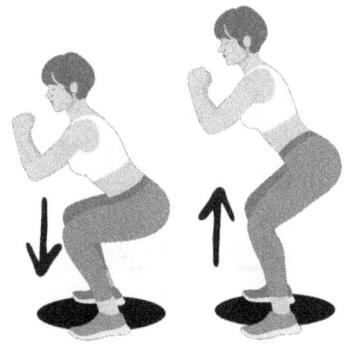

SUPERMAN

Túmbese boca abajo. Junte las piernas. Estire los brazos hacia delante.
Levante las piernas y los brazos del suelo y mantenga la posición durante unos segundos. Suelte y repita el movimiento.
Haga al menos 10 repeticiones.

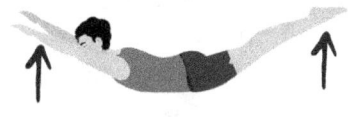

DEADLIFT (PIERNA RECTA)

Coja un peso ligero en cada mano (una mancuerna, una botella de agua, etc.). Las pesas deben ser idénticas. Permanezca de pie y contraiga los músculos abdominales. Inclínese hacia delante, manteniendo la espalda recta y sin doblar las piernas. Vuelva a la posición inicial, concentrándose en contraer los músculos de la parte baja de la espalda. Repita el ejercicio al menos 10 veces.

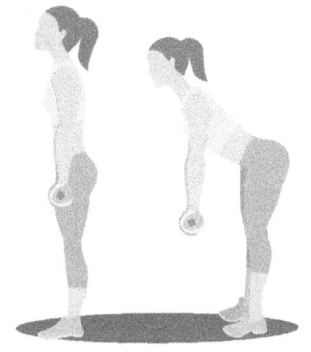

EJEMPLO DE UNA SESIÓN

He aquí un ejemplo de programa que puede poner en marcha, con una sesión cada dos días como MÍNIMO para las personas que realizan poca o ninguna actividad física.

PRIMERA SERIE

Plancha
Objetivo: mantener la posición durante al menos 1 minuto.
Tijeras
Objetivo: Mantener la posición durante al menos 1 minuto.
Stomach Vacuum
Objetivo: Haga al menos 10 repeticiones.
Toques de tobillo
Objetivo: Haga al menos 20 repeticiones a cada lado.
Crujidos con los pies levantados
Objetivo: Haga al menos 30 repeticiones.
Superman
Objetivo: Haga al menos 20 repeticiones.
Vaca y gato
Objetivo: Haga al menos 10 repeticiones.

DESCANSE 3 MINUTOS.

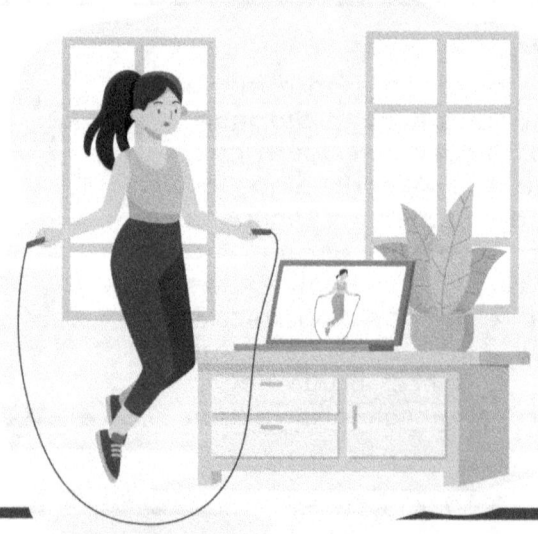

SEGUNDA SERIE

Plancha
Objetivo: mantener la posición durante al menos 1 minuto.
Tijeras
Objetivo: Mantener la posición durante al menos 1 minuto.
Stomach Vacuum
Objetivo: Haga al menos 10 repeticiones.
Toques de tobillo
Objetivo: Haga al menos 20 repeticiones a cada lado.
Crujidos con los pies levantados
Objetivo: Haga al menos 30 repeticiones.
Superman
Objetivo: Haga al menos 20 repeticiones.
Vaca y gato
Objetivo: Haga al menos 10 repeticiones.

DESCANSE 3 MINUTOS.

TERCERA SERIE

Plancha
Objetivo: mantener la posición durante al menos 1 minuto.
Tijeras
Objetivo: Mantener la posición durante al menos 1 minuto.
Stomach Vacuum
Objetivo: Haga al menos 10 repeticiones.
Toques de tobillo
Objetivo: Haga al menos 20 repeticiones a cada lado.
Crujidos con los pies levantados
Objetivo: Haga al menos 30 repeticiones.
Superman
Objetivo: Haga al menos 20 repeticiones.
Vaca y gato
Objetivo: Haga al menos 10 repeticiones.

DESCANSE 3 MINUTOS.

QUEMAR GRASA

Ahora vamos a considerar la actividad deportiva con un nuevo objetivo en mente: quemar grasa.

Como hemos visto, la grasa se acumula cuando la ingesta calórica supera las necesidades energéticas. Hemos aprendido a equilibrar mejor nuestra dieta, tanto en términos de calidad como de cantidad, y este reequilibrio puede bastar para desencadenar la pérdida de peso.

Sin embargo, para algunos de nosotros puede no ser suficiente. Quizá nuestra grasa corporal sea demasiado elevada y nuestro reequilibrio alimentario no sea suficiente. Tal vez seamos incapaces de crear un déficit calórico suficiente para iniciar una pérdida de peso significativa.

Aquí es donde entra en juego la actividad física.

Los ejercicios que acabamos de ver han sido diseñados para tonificar nuestros músculos abdominales y de la espalda para conseguir un vientre plano (actuando sobre el músculo transverso en particular) y para corregir cualquier mala postura. Aunque estos ejercicios son muy beneficiosos, su gasto calórico es bastante bajo.

Puede estimar que una sesión como la descrita en la página anterior quemará entre 100 y 200 Kcal. No es mucho, sobre todo si hace una cada dos días.

Hay varios mecanismos implicados en la quema de grasas mediante la actividad física: Dependiendo del tipo de ejercicio o deporte que practique, su cuerpo necesita cantidades variables de energía. Si ya tenemos un déficit calórico, aunque sea leve, nuestro cuerpo tendrá que echar mano de sus reservas (es decir, de la grasa).

La actividad física también tiene un efecto estimulante sobre nuestro metabolismo. Esto es especialmente cierto en el caso de las actividades que estimulan el sistema cardiovascular (es decir, que aumentan significativamente nuestro ritmo cardiaco), que tienden a hacer que nuestro metabolismo sea más rápido y, por lo tanto, a quemar grasa con mayor facilidad.

La actividad física también ayuda a mantener y aumentar la masa muscular. Nuestros músculos consumen mucha energía cuando hacemos deporte, pero también la consumen en reposo. En otras palabras, cuanto más musculados estemos, más calorías quemará nuestro cuerpo.

Por último, las actividades deportivas contribuyen a la salud general de nuestro cuerpo y tienen un efecto beneficioso sobre nuestro equilibrio hormonal. Además, es una excelente manera de combatir el estrés y dormir bien.

Por eso es importante participar regularmente en actividades deportivas, ya sea en un club o por su cuenta en casa.

Pero, ¿y si no podemos hacer deporte? Hay muchas actividades no deportivas que queman energía (y por tanto calorías).

Por ejemplo, jugar a los bolos puede quemar hasta 250 Kcal en una hora. La jardinería puede quemar hasta 400 Kcal por hora. Tocar música puede quemar hasta 350 Kcal, al igual que la pesca (no estática, es decir, caminar por un río).

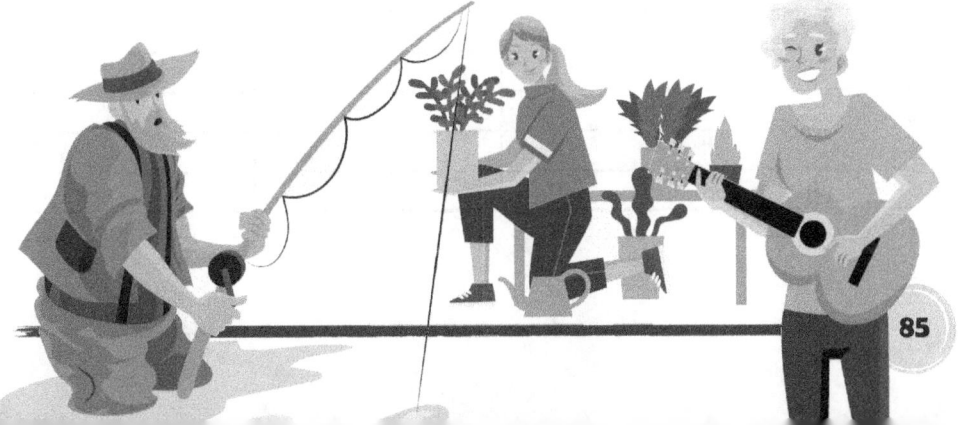

LISTA DE ACTIVIDADES DEPORTIVAS

He aquí una lista de actividades deportivas corrientes, clasificadas según el gasto energético que generan.

Estas estimaciones pueden variar según la intensidad, pero también según la masa muscular, la edad, el sexo, etc. Por eso hay una estimación baja y una estimación alta.

La estimación baja corresponde a hacer ejercicio a un ritmo moderado, y la estimación alta corresponde a un ritmo sostenido.

En función de sus objetivos (pérdida de grasa), sus capacidades y sus preferencias, intente realizar una de estas actividades al menos dos veces por semana (y más a menudo si es posible).

Practicar una (o varias) de estas actividades acelerará nuestra pérdida de grasa y contribuirá a nuestro bienestar general.

DEPORTE / ACTIVIDAD	GASTO ENERGÉTICO (en Kcal / hora)	
	ESTIMACIÓN BAJA	ESTIMACIÓN SUPERIOR
Billar	120	180
Tiro con arco	150	250
Bolos	150	250
Golf	200	350
Surf	250	350
Béisbol	250	350
Curling	200	350
Caminata	250	400
Apnea	300	400
Aquagym	300	400
Natación (recreativa)	300	400

DEPORTE / ACTIVIDAD	GASTO ENERGÉTICO (en Kcal / hora)	
	ESTIMACIÓN BAJA	ESTIMACIÓN SUPERIOR
Badminton	350	450
Tenis de mesa	350	450
Kayak	400	500
Pilates	350	500
Culturismo	250	500
Halterofilia	250	500
Baile / danza	250	500
Esgrima	350	500
Voleibol	250	500
Monopatín	300	500
Natación (deportes)	400	600
Tenis	400	600
Baloncesto	500	600
Esquí alpino	450	600
Equitación	450	600
Aeróbic / Gimnasia	350	600
Correr	550	700
Fútbol	600	700
Esquí de fondo	550	700
Escalada	600	700
Remo	450	700
Boxeo	600	700
Rugby	600	700
Aquabike	500	700
Cricket / Lacrosse	400	700
Polo	450	700
Patinaje sobre hielo	450	850
Squash	700	850
Saltar a la cuerda	700	850
Artes marciales	700	850
Waterpolo	600	900
Ciclismo / bicicleta de montaña	400	1000

UN CUERPO SANO

Como acabamos de ver, la actividad física es realmente importante para nuestra salud.

Los ejercicios dirigidos a los músculos abdominales y de la espalda ayudan a reafirmar el vientre y a mejorar la postura.

La práctica de otra actividad física aumenta el gasto energético y, por lo tanto, ayuda a crear un déficit calórico.

Tomemos el ejemplo de una persona que realiza poca actividad física y cuyas necesidades energéticas son de 2000 Kcal, es decir, 14.000 Kcal por semana.

Al mejorar su dieta, esta persona creará un déficit calórico de 200 Kcal al día, o 1400 Kcal a la semana.

Si esta persona empieza a montar en bicicleta a un ritmo moderado (a unas 500 Kcal/hora), durante 3 horas a la semana, aumentará su gasto energético en 1500 Kcal/semana.

Combinado con una dieta equilibrada, el déficit calórico será de casi 3000 Kcal por semana, es decir, más del 21% de las necesidades.

Por supuesto, si no es muy deportista, es difícil encontrar la motivación para subirse a una bicicleta o apuntarse a un club de fitness.

Pero no debemos perder de vista nuestro objetivo. Nuestro vientre no va a volverse plano por arte de magia. ¿Acaso nuestro bienestar no vale 2 ó 3 horas de deporte a la semana?

FENÓMENOS HORMONALES

Hemos visto a lo largo de este libro que la dieta y la actividad física son de vital importancia en nuestra búsqueda de un vientre plano.

Pero ciertos mecanismos hormonales pueden afectar a la consecución de nuestros objetivos, y a veces destruir nuestros esfuerzos.

Aparte de cualquier problema de salud, son sobre todo los trastornos del sueño y el estrés los que pueden provocar disfunciones a este nivel.

Por ello vamos a examinar estos fenómenos, comprenderlos y aportar soluciones sencillas a estos problemas.

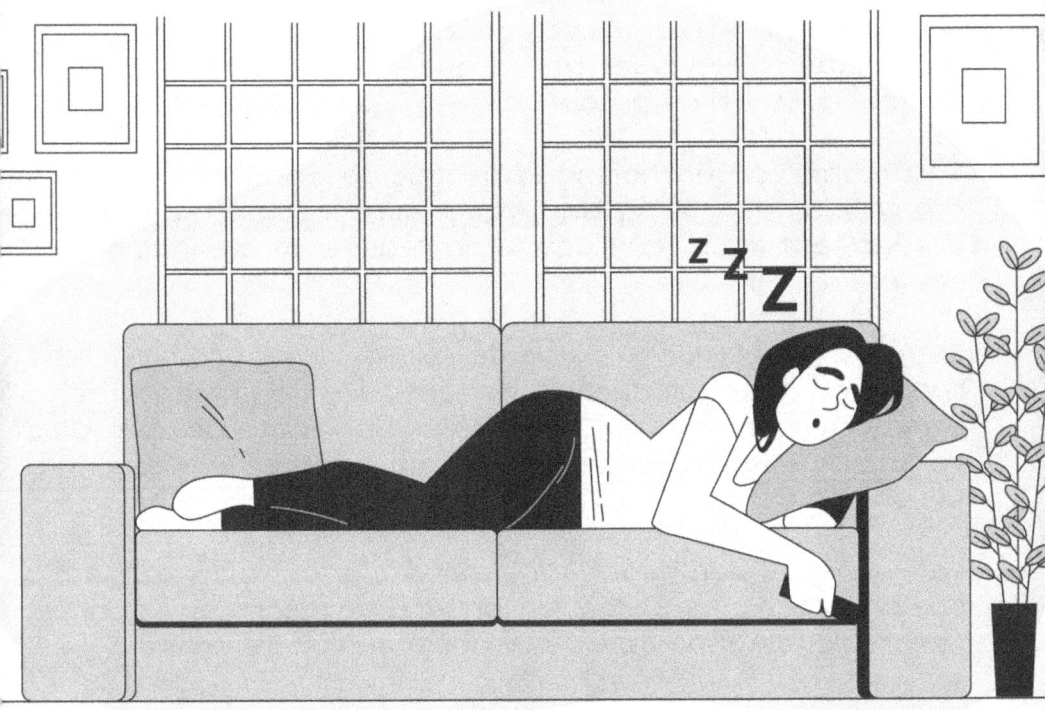

EL SUEÑO

El sueño desempeña un papel crucial en el buen funcionamiento de nuestro metabolismo.

Todos hemos notado que la falta de sueño repercute en nuestra concentración, estado de ánimo y energía física.

Pero lo que poca gente sabe es que la falta de sueño tiene una gran influencia en la acumulación de grasa en nuestro cuerpo.

Veamos cómo funciona todo.

La falta de sueño influye en la producción de dos hormonas: la leptina y la grelina.

La leptina es una hormona producida en el tejido adiposo (es decir, la grasa). Desempeña un papel importante en la regulación del apetito, ya que crea una sensación de saciedad. En otras palabras, suprime el hambre.

La grelina es una hormona producida en el estómago. A diferencia de la leptina, que suprime el hambre, la grelina estimula el apetito y reduce la sensación de saciedad.

El problema es que la falta de sueño puede provocar una reducción de la producción de leptina y un aumento de la producción de grelina. El efecto es por tanto devastador, ya que aumenta la sensación de hambre y reduce la sensación de saciedad.

También hay que tener en cuenta que la falta de sueño puede alterar la regulación del azúcar en sangre, favoreciendo una vez más la acumulación de grasa.

Todo esto se convierte en un círculo vicioso: la falta de sueño aumenta nuestro apetito, lo que probablemente fomentará que comamos en exceso (y por lo tanto aumentará la ingesta de calorías). Como no dormimos bien, nos sentiremos cansados. Esta fatiga física y mental perturbará nuestra vida cotidiana. No tendremos la energía ni la motivación para estar físicamente activos, y quizás no tengamos el valor de cocinar comidas saludables. El resultado final será un mayor aumento de peso y aún menos motivación.

Así que no debemos descuidar la calidad de nuestro sueño.

He aquí algunos consejos que le ayudarán a dormir mejor:

- Acuéstese y levántese a la misma hora todos los días, para regular nuestro ritmo.
- Evite los estimulantes (café, alcohol, tabaco) al menos 4 horas antes de acostarse.
- Evite la exposición a pantallas al menos una hora antes de acostarse. La luz azul estimula la retina y altera nuestro reloj biológico.
- Mantenga la temperatura de su dormitorio entre 16 y 20°C, y duerma sin fuentes de luz.
- Evite las comidas pesadas por la noche.

También debe saber que la actividad física ayuda a conciliar el sueño y mejora su calidad.

Ciertas actividades, como leer o escuchar música, también pueden ayudarle a relajarse antes de irse a dormir.

Por último, si los problemas de sueño persisten, debe consultar a un médico para que le aconseje y le dé las soluciones adecuadas.

Lo ideal sería dormir al menos entre 7 y 8 horas cada noche.

EL ESTRÉS

Al igual que el sueño, el estrés influye en nuestro aumento de peso y, por tanto, en nuestra capacidad para eliminar grasas.

Estar estresado de vez en cuando es perfectamente normal, pero cuando este estrés se vuelve regular, o incluso permanente, altera nuestro metabolismo.

Cuando nos encontramos en una situación estresante, nuestro organismo (y más concretamente nuestras glándulas suprarrenales) segrega cortisol, también conocido como la hormona del estrés. La función principal de esta hormona es darnos un rápido impulso de energía en situaciones en las que necesitamos huir o luchar, por ejemplo.

El cortisol favorece la producción de glucosa (azúcar) y la liberación de grasa, con el fin de proporcionar energía rápidamente a nuestros músculos. Pero cuando los niveles de cortisol suben demasiado con regularidad, nuestro cuerpo intentará reponer las reservas de grasa. Como resultado, tendremos ganas de comer (a menudo alimentos dulces), y tenderemos a almacenar grasa. El exceso de cortisol también tiene el efecto de reducir la masa muscular, lo que a su vez reduce nuestro gasto energético.

El estrés crónico también afectará a nuestra vida cotidiana: pérdida o aumento del apetito, incremento del consumo de tabaco o alcohol, reducción de la energía, pérdida de motivación, alteración del ciclo del sueño, etc.

No siempre es fácil eliminar las fuentes de estrés, pero debemos actuar si queremos alcanzar nuestros objetivos.

Por ejemplo, la actividad física ayuda a reducir los niveles de cortisol, especialmente si se realiza por la mañana (la producción de cortisol es máxima después de despertarse).

Practicar yoga o meditación también es muy beneficioso. Estudios recientes de la Universidad de California han demostrado que la práctica diaria de yoga reduce significativamente los niveles de cortisol al cabo de 3 meses.

También es importante comprender que si limitamos los alimentos demasiado ricos (azúcar y grasa), también limitamos los picos de cortisol.

La calidad del sueño también ayuda a reducir el estrés.

Por último, los efectos del estrés crónico suelen ser muy perjudiciales, y pueden provocar problemas cardíacos o digestivos, tensión muscular o problemas emocionales...

No dejemos que el estrés se apodere de nuestras vidas.

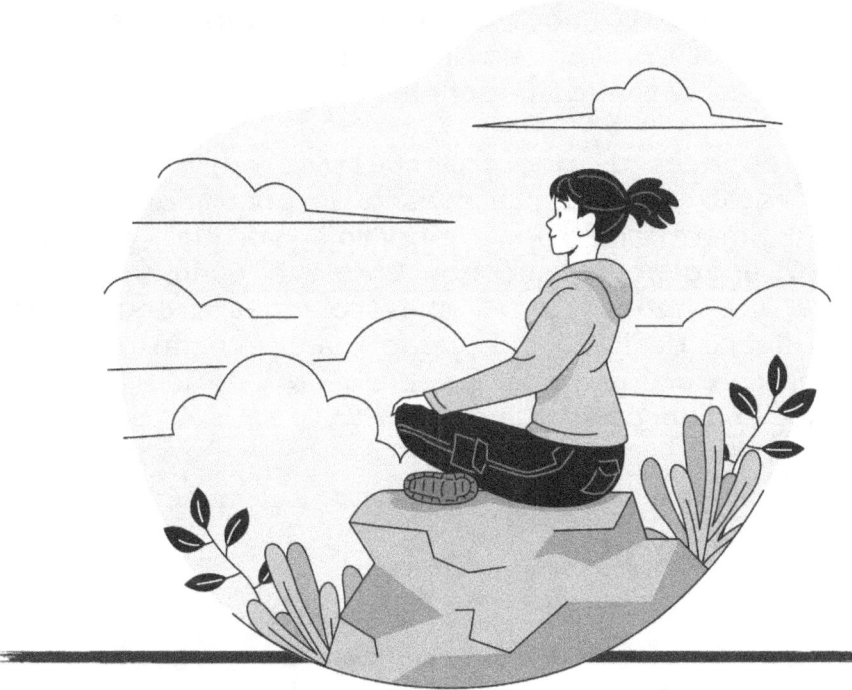

CONCLUSIÓN

Hemos llegado al final de este libro.

Hemos descubierto muchas cosas.

Hemos comprendido los mecanismos que nos llevaron a engordar y a tener un vientre (poco, muy) redondeado.

Sabemos cómo adoptar una dieta sana y equilibrada, y cómo establecer un déficit calórico que permita al organismo recurrir a sus reservas.

Hemos descubierto la importancia de la actividad física para nuestra salud, y sabemos qué ejercicios hacer para tonificar nuestros músculos abdominales, corregir nuestra postura o aumentar nuestro gasto energético.

Ahora tenemos todos los conocimientos que necesitamos para tomar medidas eficaces a largo plazo. No hay motivos para fracasar, ni excusas para rendirse.

Nuestros nuevos hábitos (alimentación, deporte) se convertirán poco a poco en parte de nuestras vidas. Encontraremos placer en cocinar comidas sanas o practicar una actividad deportiva.

Seremos capaces de adaptar nuestras nuevas reglas a nuestro estilo de vida. ¿Le cuesta un poco mantener un déficit alimentario? No importa, porque podemos practicar un deporte que nos ayude a quemar grasas (siempre que mantengamos nuestra ingesta equilibrada o en un ligero déficit). ¿No puede hacer ningún deporte? No importa, porque podemos crear un déficit calórico suficiente equilibrando nuestra dieta.

Si estamos verdaderamente comprometidos con nuestro bienestar y con la consecución de nuestros objetivos, lo lograremos.

¿Y una vez que hayamos logrado nuestro objetivo?

Bueno, eso es sencillo... Mantendremos una dieta sana y, si es posible, seguiremos siendo físicamente activos. Pero una vez que hayamos alcanzado nuestro objetivo, tendremos que estabilizar nuestra ingesta de calorías, puesto que ya no necesitamos crear un déficit.

Para ello, tenemos que calcular de nuevo nuestro GET (basándonos en nuestro nuevo gasto energético). A continuación, podemos aumentar ligeramente nuestra ingesta, para que sea igual a nuestra GET. De este modo, no perderemos más grasa corporal, pero tampoco la acumularemos.

Sigamos cuidándonos, y sintámonos orgullosos de cada esfuerzo, de cada resultado... Y sonriamos a nuestro espejo cada vez que pasemos por delante.

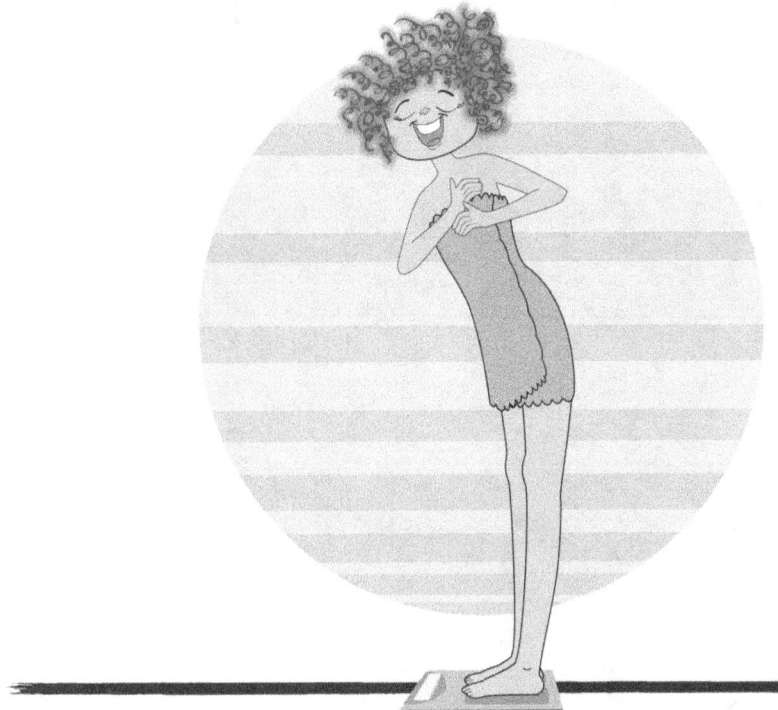

APÉNDICE

Este apéndice contiene
- Tablas de alimentos que muestran el contenido en calorías y macronutrientes de los alimentos más comunes.
- La hoja de cálculo de la ingesta calórica diaria, por duplicado. No dude en reproducirla o fotocopiarla.

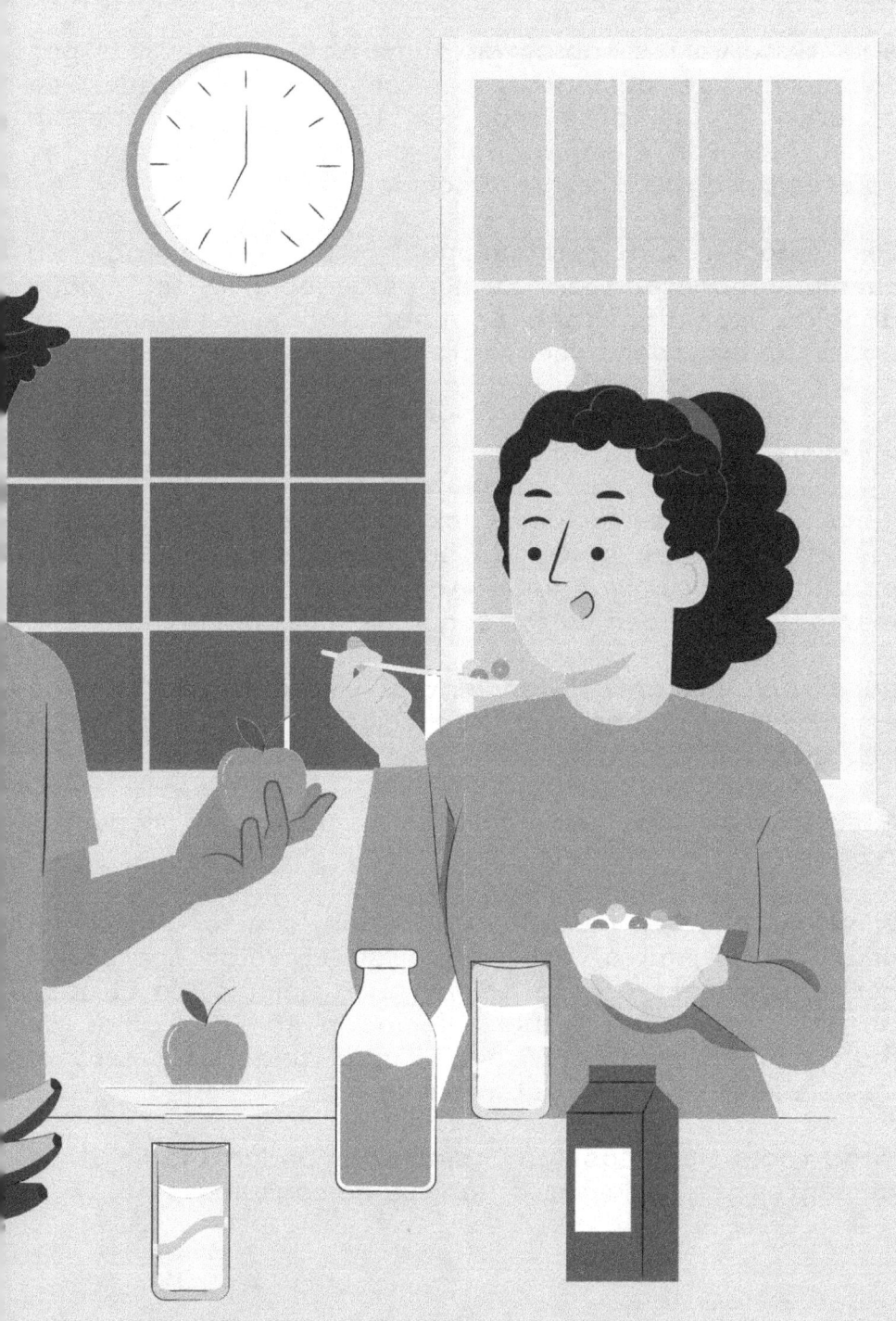

TABLAS DE ALIMENTOS

Aquí tiene varias tablas de alimentos, clasificadas por categorías de alimentos. Los pesos y cantidades se refieren a los productos en la forma en que se consumen. Por ejemplo, para el arroz, estos son los valores para 100 g de arroz cocido.

Los valores son estimaciones globales, teniendo en cuenta un método de cocción saludable, y sin ningún añadido (como salsas). En cada tabla, los alimentos aparecen en orden ascendente de aporte energético.

Para simplificar la lectura, se han ignorado los valores inferiores a 0,5.

Para las carnes (excluidos los embutidos) y el pescado, las estimaciones se basan en métodos de asado a la parrilla, sin grasa añadida. Además, se trata de valores medios, que pueden variar según la parte del animal.

Para los alimentos feculentos y las verduras, las estimaciones se basan en la cocción en agua (hervidos o al vapor).

Para la fruta, las estimaciones se basan en productos crudos.

Si se modifica el método de cocción, con la adición de grasa por ejemplo, debe añadirse el valor energético correspondiente a esta adición. Por ejemplo, en el caso de una costilla de ternera cocinada en 50 gramos de mantequilla, tendremos que añadir unas 380 Kcal al valor energético de nuestra carne.

Cada tabla tiene casillas vacías para poder añadir otros alimentos según nuestros hábitos de consumo.

CARNES

Alimento (por 100 g)	Energía En Kcal	Proteína en Gr	Carbohidatos en Gr	Lípidos en Gr
Ciervo / Roebuck	115	20	0	4
Conejo	130	21	0	5
Pavo	135	30	0	1,5
Pollo	140	29	0	3
Cordero / Carnero	145	25	0	5
Jabalí	145	20	0	7
Avestruz	150	22	0	7
Caballo	150	24	0	6
Huevos	150	14	0	10
Pintada	155	23	0	7
Aves de caza	155	30	0	4
Despojos	155	25	0	6
Cerdo	165	25	0	7
Vacuno	185	26	0	9
Pato	340	22	0	28

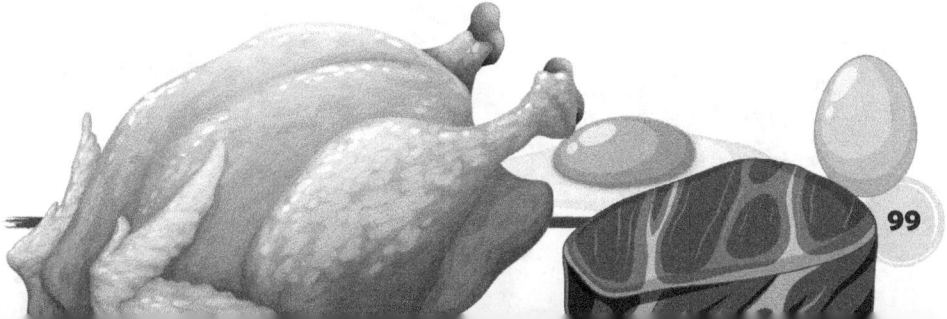

EMBUTIDOS

Alimento (por 100 g)	Energía En Kcal	Proteína en Gr	Carbohidatos en Gr	Lípidos en Gr
Tocino	115	23	0	2,5
Jamón cocido	120	21	0	4
Carne de res seca	200	37	1	5
Jamón crudo (Parma)	220	21	0	15
Morcilla	255	14	2	21
Paté	290	14	2	25
Salchicha	335	19	8	25
Salami	340	25	2	26
Salchicha seca	400	22	2	34
Rillettes	420	14	1	40
Chorizo	450	22	2	40

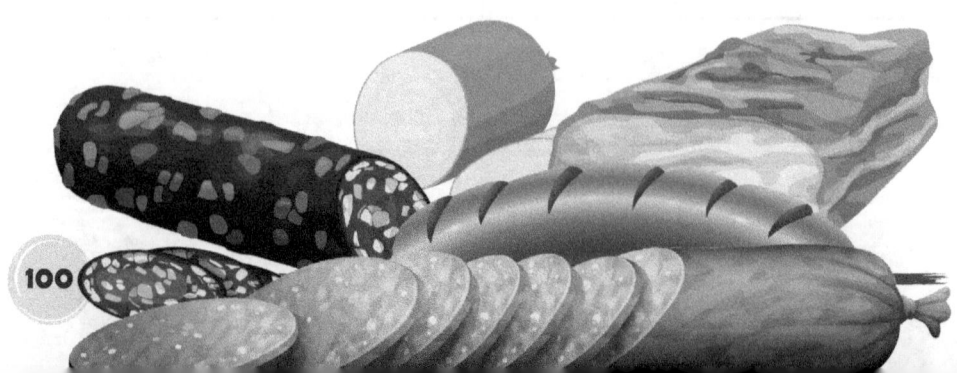

PESCADOS Y MARISCOS

	Alimento (por 100 g)	Energía En Kcal	Proteína en Gr	Carbohidatos en Gr	Lípidos en Gr
Pescado graso	Atún	150	26	0	5
	Trucha	170	22	0	9
	Anguila	180	18	0	12
	Salmón	200	21	0	13
	Sardinas	200	25	0	11
	Arenque	210	19	0	15
	Caballa	250	20	0	19
Pescado magro	Raya	90	20	0	1
	Lubina	95	20	0	2
	Abadejo	95	20	0	2
	Fletán	100	20	0	2
	Lucio	105	20	0	3
	Bacalao	105	22	0	2
	Dorada	110	23	0	2
	Carpa	115	20	0	4
Mariscos / Crustáceos	Ostras	70	8	6	1,5
	Calamar	80	16	0	1,5
	Pulpo	80	17	0	1,5
	Mejillones	85	12	4	2
	Langosta	95	19	0	2
	Gambas	100	20	0	2
	Vieiras	105	15	2	4
	Cangrejo	135	20	0	6

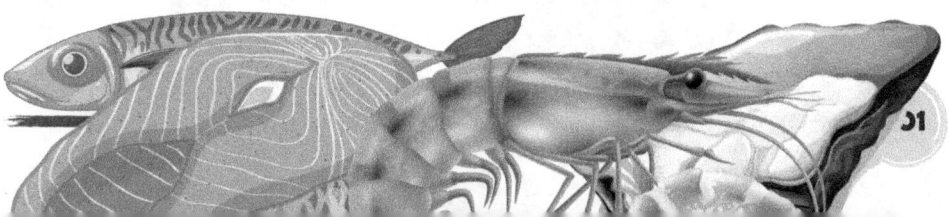

FECULENTOS

Alimento (por 100 g)	Energía En Kcal	Proteína en Gr	Carbohidatos en Gr	Lípidos en Gr
Avena	70	2,5	12	1,5
Batatas	85	1,5	20	0
Patatas	90	2	20	0
Maíz	100	3	18	1,5
Sémola de trigo	110	4	24	0
Judías rojas y blancas	115	8	14	3
Quinoa	120	4	21	2
Lentejas	120	8	17	2
Castañas	120	2	24	1,5
Trigo, espelta	120	3,5	24	1
Arroz blanco / integral	125	2,5	29	0
Pasta	130	6	25	1
Pan integral	250	8	43	5
Pan blanco	280	8	49	6

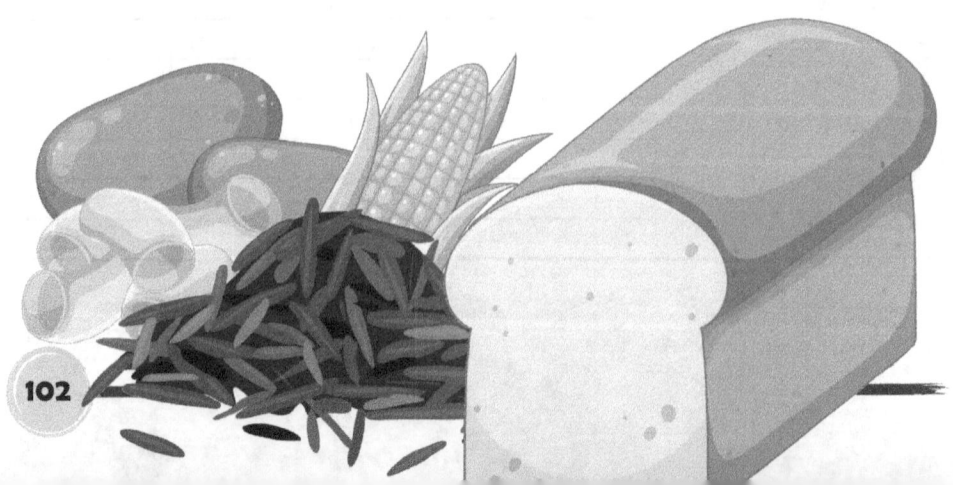

VERDURAS

Alimento (por 100 g)	Energía En Kcal	Proteína en Gr	Carbohidatos en Gr	Lípidos en Gr
Lechuga	12	1,5	1,5	0
Rábano	15	0	3,5	0
Escarola / Endivia	18	1	3,5	0
Calabacín	20	1	4	0
Tomate	20	1	4	0
Espárragos	20	2	3	0
Espinacas	25	2	4	0
Setas / Champiñones	25	3	3	0
Puerros	25	2	4	0
Berenjena	28	1	6	0
Col / Coliflor	28	2	5	0
Calabaza	28	1	6	0
Judías verdes	30	1	7	0
Nabo	30	1	6,5	0
Brécol	35	3	6	0
Pimientos	40	1	9	0
Cebolla	40	1,5	8	0
Zanahoria	45	1	10	0
Calabaza / Butternut	45	1	11	0
Remolacha	45	2	9	0
Alcachofa	50	2	11	0
Guisantes	75	5	14	0
Ajo	115	8	21	0
Aguacate	160	2	9	13

PRODUCTOS LÁCTEOS

Alimento (por 100 g)	Energía En Kcal	Proteína en Gr	Carbohidatos en Gr	Lípidos en Gr
Leche desnatada	35	4	5	0
Leche entera	60	3	5	3
Queso de cabra	270	10	1	25
Mozzarella	290	30	2	18
Camembert	305	20	0	25
Roquefort	370	21	2	31
Emmental	390	28	2	30
Cheddar	400	25	0	33
Mantequilla	770	1	0	85

Alimento (por 100 g)	Energía En Kcal	Proteína en Gr	Carbohidatos en Gr	Lípidos en Gr
0% queso blanco	35	5	4	0
yogur sin azúcar	60	4	5	3
Yogur azucarado	75	4	12	1
Yogur con fruta	80	4	13	1,5
20% de queso blanco	105	6	5	7
Crema de postre	135	2	20	5

POSTRES Y PASTELES

Alimento (por 100 g)	Energía En Kcal	Proteína en Gr	Carbohidatos en Gr	Lípidos en Gr
Sorbete helado	105	2	24	0
Helado	210	3	25	11
Tarta de manzana	240	1,5	35	10
Hojaldre de crema	250	3,5	25	15
Gofre	295	6	45	10
Tiramisú	310	4,5	23	22
Tarta de queso	330	6	23	24
Fraisier/Tarta de fresas	330	4	24	24
Crepes dulces	350	5	70	6
Pasteles de chocolate	385	6	50	18
Pasteles de nata	400	5	45	22
Bollería	405	7	45	22
Rosquilla / Dona	460	7	45	28
Brownie	485	5	60	25
Galleta	500	6	62	26

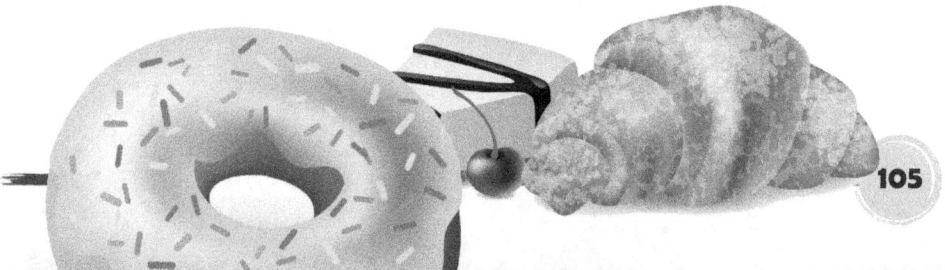

FRUTAS

Alimento (por 100 g)	Energía En Kcal	Proteína en Gr	Carbohidatos en Gr	Lípidos en Gr
Limón	25	1	5	0
Sandía	30	1	7	0
Fresas	35	1	7,5	0
Melón	35	1	8	0
Naranja	40	1	9	0
Melocotón	40	1	9	0
Albaricoque	40	1	9	0
Papaya	45	1	11	0
Manzana	50	0	14	0
Cerezas	50	1	12	0
Ciruela	50	1	11	0
Piña	55	1	13	0
Pera	60	0	15	0
Frambuesa	60	1,5	12	0,5
Higo	60	1,5	13	0
Kiwi	65	1	15	0
Mango	65	1	15	0
Grosella negra	70	1	17	0
Uvas	75	1	18	0
Granada	85	2	19	0
Plátano	90	1	22	0
Dátiles secos	260	3	62	0
Coco	350	3,5	3,5	35

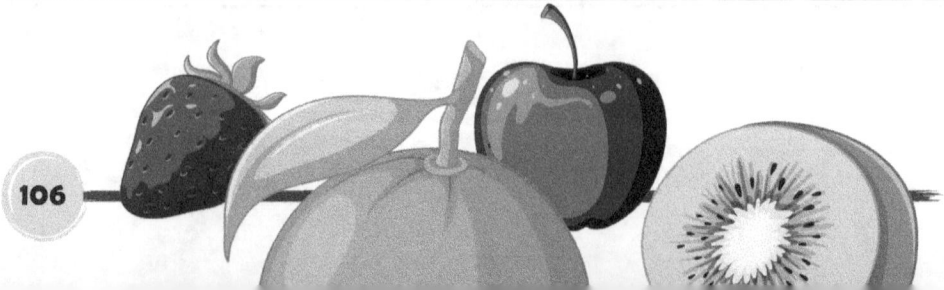

BEBIDAS

Alimento (por 100 g)	Energía En Kcal	Proteína en Gr	Carbohidatos en Gr	Lípidos en Gr
Agua	0	0	0	0
Té sin azúcar	1	0	0	0
Café sin azúcar	2	0,5	0	0
Leche de almendras	15	0,5	0,5	1
Cerveza	30	0	2,5	0
Leche de soja	33	3,5	1,5	1,5
Zumo/ Jugo de frutas	42	0,5	10	0
Soda / Limonada	45	0	11	0
Bebida energética	45	0	11	0
Champán	80	0	2,5	0
Vino	82	0	2,5	0
Leche de coco	235	2	5	23

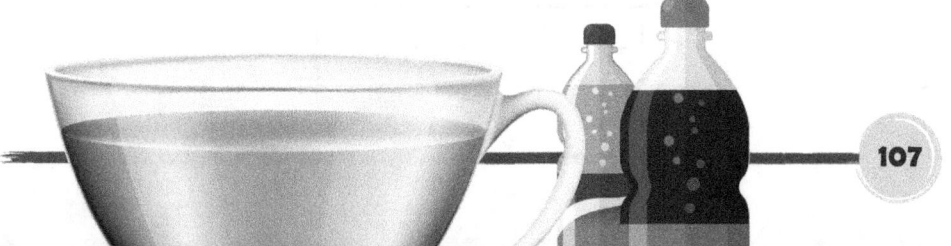

OTROS ALIMENTOS

Alimento (por 100 g)	Energía En Kcal	Proteína en Gr	Carbohidatos en Gr	Lípidos en Gr
Mostaza	80	5	6	4
Ketchup	110	1,5	25	0,5
Sirope de arce	270	0	67	0
Sirope de agave	305	0	76	0
Jarabe de glucosa	310	0	78	0
Miel	320	0	80	0
Harina (trigo/maíz)	350	10	73	2
Azúcar moreno	390	0	98	0
Azúcar blanco	400	0	99,8	0
Mayonesa	690	1	3	75
Aceite vegetal	900	0	0	100

INGESTA CALÓRICA DIARIA

DESAYUNO

Alimento	Cantidad (en Gr)	Energía En Kcal	Proteína en Gr	Carbs en Gr	Lípidos en Gr
TOTAL					

ALMUERZO

Alimento	Cantidad (en Gr)	Energía En Kcal	Proteína en Gr	Carbs en Gr	Lípidos en Gr
TOTAL					

COLACIÓN / MERIENDA

Alimento	Cantidad (en Gr)	Energía En Kcal	Proteína en Gr	Carbs en Gr	Lípidos en Gr
TOTAL					

CENA

Alimento	Cantidad (en Gr)	Energía En Kcal	Proteína en Gr	Carbs en Gr	Lípidos en Gr
TOTAL					

TOTAL DEL DÍA

OBJETIVO en Kcal	INGESTA en Kcal	DÉFICIT

INGESTA CALÓRICA DIARIA

DESAYUNO

Alimento	Cantidad (en Gr)	Energía En Kcal	Proteína en Gr	Carbs en Gr	Lípidos en Gr
TOTAL					

ALMUERZO

Alimento	Cantidad (en Gr)	Energía En Kcal	Proteína en Gr	Carbs en Gr	Lípidos en Gr
TOTAL					

COLACIÓN / MERIENDA

Alimento	Cantidad (en Gr)	Energía En Kcal	Proteína en Gr	Carbs en Gr	Lípidos en Gr
TOTAL					

CENA

Alimento	Cantidad (en Gr)	Energía En Kcal	Proteína en Gr	Carbs en Gr	Lípidos en Gr
TOTAL					

TOTAL DEL DÍA

OBJETIVO en Kcal	INGESTA en Kcal	DÉFICIT

www.ingramcontent.com/pod-product-compliance
Lightning Source LLC
Chambersburg PA
CBHW070303230526
45470CB00002B/703

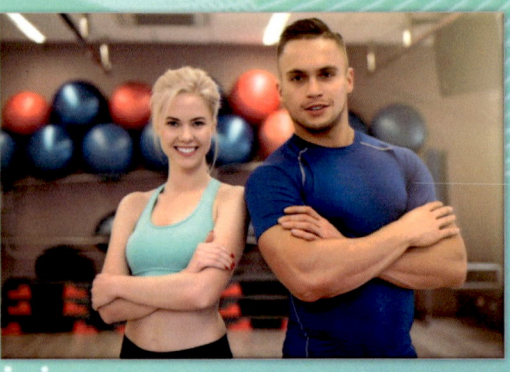

Muchas de nosotras soñamos con tener un vientre plano.

Todas queremos poder ir a la playa o a la piscina sin complejos, mirarnos al espejo con orgullo o simplemente poder llevar esos vaqueros (o ese vestido) que tan bien nos quedaban hace unos años.

No es sólo una cuestión de estética.

Nuestros complejos tienen un gran impacto en nuestra autoestima y autoconfianza, y las repercusiones se dejan sentir en nuestra vida diaria. Nuestra salud también se ve afectada, y no hay que pasar por alto los riesgos asociados al sobrepeso.

En realidad, y ésta es la buena noticia, no es tan complicado conseguir un vientre plano.
A lo largo de este libro, le iremos explicando paso a paso todo lo que necesita saber y hacer para lograr su objetivo.

Y seamos claros desde el principio, no se trata de imponer una dieta estricta de frustración y privaciones, que estaría condenada al fracaso.
Al contrario, queremos que cada uno pueda ser autónomo, ajustando cada paso, cada consejo, a su propio estilo de vida y a sus imperativos cotidianos.

Cuando cerremos este libro, sabremos por qué nuestro vientre no es tan plano como nos gustaría, y entenderemos por qué tenemos algunas curvas fuera de lugar.
Seamos hombres o mujeres, tengamos 20 o 50 años, podremos alcanzar nuestro objetivo y adoptar un estilo de vida más saludable.

Preparémonos para emprender juntos este viaje, para liberar nuestro cuerpo de complejos y mejorar nuestro bienestar.